NOVO MÉTODO PARA ENTENDER O ECG

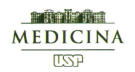 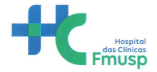 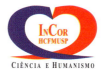

NOVO MÉTODO PARA ENTENDER O
ECG

Leonardo Filipe Benedeti Marinucci

Ilustrações
Leonardo Filipe Benedeti Marinucci

Editores
William Azem Chalela
Roberto Kalil Filho

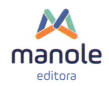

Copyright © Editora Manole Ltda., 2023, por meio de contrato com os autores.

"A edição desta obra foi financiada com recursos da Editora Manole Ltda., um projeto de iniciativa da Fundação Faculdade de Medicina em conjunto e com a anuência da Faculdade de Medicina da Universidade de São Paulo – FMUSP."

Logotipos *Copyright* © Faculdade de Medicina da Universidade de São Paulo
Copyright © Hospital das Clínicas – FMUSP
Copyright © Instituto do Coração – InCor

Produção editorial: Patricia Alves Santana
Projeto gráfico e diagramação: HiDesign Estúdio
Capa: Ricardo Yoshiaki Nitta Rodrigues
Imagem de capa: istockphoto.com
Ilustrações: Leonardo Filipe Benedeti Marinucci

CIP-BRASIL. CATALOGAÇÃO NA PUBLICAÇÃO
SINDICATO NACIONAL DOS EDITORES DE LIVROS, RJ

M551

Novo método para entender o ECG / editores Leonardo Filipe Benedeti Marinucci, William Azem Chalela, Roberto Kalil Filho. - 1. ed. - Santana de Parnaíba [SP] : Manole, 2023.
  : il.

Inclui bibliografia
ISBN 9788520466001

1. Cardiologia. 2. Eletrocardiograma. 3. Coração - Doenças. I. Marinucci, Leonardo Filipe Benedeti. II. Chalela, William Azem. II. Kalil Filho, Roberto.

23-83851   CDD: 616.1207547
            CDU: 616.12-073.7

Gabriela Faray Ferreira Lopes - Bibliotecária - CRB-7/6643

Todos os direitos reservados.
Nenhuma parte deste livro poderá ser reproduzida,
por qualquer processo, sem a permissão expressa dos editores.

É proibida a reprodução por xerox.
A Editora Manole é filiada à ABDR – Associação Brasileira de Direitos Reprográficos.

Edição – 2023

Editora Manole Ltda.
Alameda América, 897 – Tamboré
Santana de Parnaíba
06546-215 – SP – Brasil
Tel. (11) 4196-6000
www.manole.com.br | https://atendimento.manole.com.br/

Impresso no Brasil | *Printed in Brazil*

Autor

LEONARDO FILIPE BENEDETI MARINUCCI

Médico formado pela Faculdade de Medicina da Universidade de São Paulo (FMUSP). Especialista em Cardiologia pelo Instituto do Coração do Hospital das Clínicas da Faculdade de Medicina da Universidade de São Paulo (InCor – HC-FMUSP). Atualmente é médico do Departamento de Eletrocardiologia do InCor.

Editores

WILLIAM AZEM CHALELA

Médico formado pela Faculdade de Medicina de São José do Rio Preto (FAMERP). Especialista em Cardiologia pelo Instituto do Coração do Hospital das Clínicas da Faculdade de Medicina da Universidade de São Paulo (InCor – HC-FMUSP). Atualmente é diretor do Departamento de Eletrocardiografia de Esforço e Dinâmica do InCor.

ROBERTO KALIL FILHO

Médico formado pela Universidade de Santo Amaro (UNISA). Especialista em Cardiologia pelo Instituto do Coração do Hospital das Clínicas da Faculdade de Medicina da Universidade de São Paulo (InCor – HC-FMUSP). Atualmente é professor titular do Departamento de Cardiopneumologia da Faculdade de Medicina da Universidade de São Paulo (FMUSP) e diretor da Divisão de Cardiologia Clínica do InCor.

Sumário

Prefácio. XIII

Introdução XV

Conteúdo complementar – plataforma digital XVII

SEÇÃO 1 – PRINCÍPIOS DO ECG. 1

Derivações do ECG, vetores da despolarização ventricular, eixo do QRS, bloqueios de ramo e bloqueios divisionais dos ramos esquerdo e direito, troca de eletrodos, sobrecarga ventricular

Como funciona um sistema de coordenadas 2

Sistema de coordenadas aplicado no coração 6

As derivações do eletrocardiograma 8

Aspectos gráficos do eletrocardiograma. 15

Vetores da ativação elétrica cardíaca e sua relação com as derivações do eletrocardiograma 19

Bloqueios nas ramificações do sistema de condução 30

Bloqueio divisional anterossuperior esquerdo 31

Bloqueio divisional posteroinferior esquerdo 33

Bloqueio divisional anteromedial esquerdo 34

Bloqueios divisionais do ramo direito 35

Bloqueio de ramo direito. 37

Bloqueio de ramo esquerdo 40

Troca de eletrodos. 44

Sobrecarga ventricular esquerda 50

X Novo método para entender o ECG

O eletrocardiograma na cardiomiopatia hipertrófica 54

Sobrecarga ventricular direita 56

Sobrecarga biventricular 58

SEÇÃO 2 – ARRITMIAS CARDÍACAS **61**

Mecanismo fisiológico da ativação elétrica cardíaca, ritmo sinusal, sobrecargas atriais, ritmos ectópicos atriais, arritmias supraventriculares e ventriculares, bloqueios atrioventriculares

A excitabilidade das células cardíacas 62

Células com propriedades de marca-passo 66

Despolarização atrial e a formação da onda P. 66

Sobrecarga atrial esquerda 67

Sobrecarga atrial direita 69

Ritmo sinusal e arritmia sinusal 69

Bradicardia e taquicardia sinusal inapropriada 71

Ritmo atrial ectópico 73

Ritmo juncional ativo e ritmo de escape juncional. 76

Fibrilação atrial 79

Flutter atrial 83

Taquicardia atrial. 86

Atividade deflagrada 87

Reentrada 89

Taquicardia por reentrada nodal. 91

Pré-excitação ventricular e taquicardia por reentrada atrioventricular 94

Diagnóstico diferencial das taquicardias supraventriculares 98

Extrassístoles: os batimentos precoces 100

Taquicardia ventricular 112

Diagnóstico diferencial das taquicardias de QRS largo 119

Apresentação clínica e história patológica pregressa: importantes aliados 119

Aspectos eletrocardiográficos no diagnóstico diferencial das taquicardias de QRS largo 120

Situações excepcionais: limitações dos critérios morfológicos 127

Ritmo idioventricular acelerado (Riva) 129

Fibrilação ventricular. 130

Bloqueios atrioventriculares 131

SEÇÃO 3 – REPOLARIZAÇÃO VENTRICULAR 145

Mecanismos eletrofisiológicos da repolarização ventricular, síndromes da onda J, manifestações eletrocardiográficas de isquemia miocárdica, alterações do intervalo QT

Eletrofisiologia da repolarização ventricular 146

Fisiopatologia das alterações do segmento ST 147

Diagnósticos diferenciais do supradesnivelamento
do segmento ST 148

Síndromes da onda J 149

Síndrome de Brugada. 150

Cardiomiopatia arritmogênica do ventrículo direito 152

Repolarização precoce 153

Supradesnivelamento do segmento ST na isquemia miocárdica 155

Evolução temporal do supradesnivelamento de ST isquêmico 162

Outras manifestações eletrocardiográficas de isquemia 163

Pericardite 165

Cardiomiopatia de Takotsubo 166

O eletrocardiograma na avaliação do intervalo QT. 170

Síndrome do QT longo 173

Síndrome do QT curto. 173

Outras condições clínicas que alteram a repolarização ventricular. . . 175

SEÇÃO 4 – SEQUÊNCIA DE ETAPAS NA ANÁLISE DO ECG. 177

Estruturando a análise do ECG 178

SEÇÃO 5 – PARTICULARIDADES DO ECG NA INFÂNCIA 181

Ritmo sinusal e arritmias cardíacas 182
Eixo elétrico cardíaco e sobrecarga ventricular................... 183
Alterações da repolarização ventricular 183

SEÇÃO 6 – ECG NO ATLETA................................... 185

Achados eletrocardiográficos normais........................... 186
Achados eletrocardiográficos limítrofes.......................... 186

SEÇÃO 7 – CONCEITOS BÁSICOS DE MARCA-PASSO ARTIFICIAL 189

Morfologia do complexo QRS.................................... 191
Espículas que antecedem os complexos QRS 193
Modos de estimulação.. 194
Disfunções do marca-passo 195

Referências 201
Índice remissivo.. 203

Prefácio

No processo de formação médica, o contato com o eletrocardiograma se inicia desde cedo, e seu aprendizado vai se estendendo ao longo de anos, geralmente rompendo os limites da graduação e exigindo insistência mesmo após a tão sonhada formatura. A aquisição de habilidades e conhecimentos é um processo contínuo em qualquer área de atuação, e é difícil ter certeza ao afirmar que nos sentimos realmente prontos. Nesse sentido, a experiência prática sem dúvida tem um papel fundamental, pois, ao sermos expostos aos desafios reais e nos vermos obrigados a encontrar soluções, amadurecemos como profissionais e buscamos nos capacitar ainda mais para o enfrentamento de situações que nos tiram da zona de conforto. Nesse cenário, o conhecimento teórico nos dá respaldo e convicção na tomada de decisões, amenizando a sensação de insegurança.

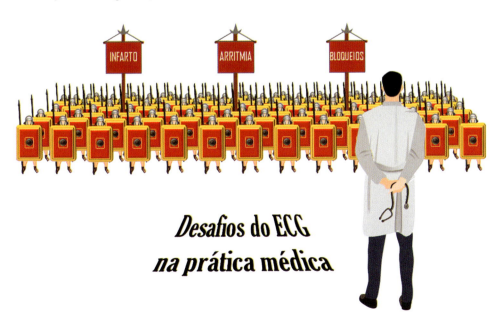

No universo do eletrocardiograma, são muitas as fontes de conhecimento teórico disponíveis, mas que essencialmente abordam o tema de duas formas: ou por meio de uma explicação mais complexa, baseada na fisiologia cardíaca, que muitas vezes é demorada e de difícil compreensão, ou por meio de uma abordagem mais objetiva, voltada para a memorização simples e rápida, mas que normalmente não proporciona a fixação adequada do conteúdo em longo prazo.

O *Novo método para entender o ECG* busca conciliar os pontos fortes de cada uma dessas estratégias, estruturando o aprendizado do eletrocardiograma em uma linha de raciocínio baseada nos princípios da eletrofisiologia cardíaca, para que o leitor possa compreender os fenômenos que determinam a formação das ondas do ECG em vez de apenas decorar padrões específicos de cada diagnóstico. Isso é feito utilizando uma linguagem clara e objetiva, além de diversos exemplos ampliados e ilustrações que tornam a compreensão dos conceitos muito mais fácil e intuitiva. É uma tentativa de inovar a aprendizagem de um tema que tem grande quantidade de material didático disponível e mesmo assim permanece como um método diagnóstico desafiador na prática clínica.

Leonardo Filipe Benedeti Marinucci

INTRODUÇÃO
Eletrocardiograma: mais perguntas ou mais respostas?

O eletrocardiograma é um exame consagrado pela prática clínica, pois concilia a praticidade da realização em qualquer circunstância ao baixo custo e à ampla disponibilidade, sendo capaz de fornecer uma variedade de informações muitas vezes determinantes no processo de tomada de decisão clínica, de maneira rápida e à beira do leito. Essas características tornam o ECG um exame valioso, especialmente no contexto do atendimento de urgência, e praticamente insubstituível mesmo mais de um século após sua concepção inicial.

Entretanto, ele nos impõe um desafio: a interpretação das alterações nem sempre é fácil e conclusiva e muitas vezes coloca o médico em um dilema, ao se deparar com achados claramente anormais sem conseguir estabelecer um diagnóstico definitivo que permita direcionar as condutas imediatas. Se considerarmos que isso acontece muitas vezes em uma situação de emergência, quando as decisões devem ser rápidas e a hesitação pode interferir negativamente no desfecho do caso, conseguimos entender por que o eletrocardiograma desperta tanta insegurança até mesmo em profissionais experientes.

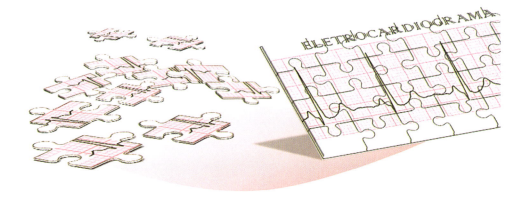

É normal nos sentirmos inseguros diante de algo que não compreendemos bem, e a maneira como aprendemos sobre eletrocardiograma por vezes reforça esse ciclo, pois acabamos decorando padrões em vez de entender os fenômenos eletrofisiológicos que estão por trás desses achados, o que limita muito nossa capacidade de interpretação, principalmente diante de alterações incomuns ou de formas atípicas de apresentação das doenças mais frequentes.

O treinamento prático e o entendimento dos princípios da ativação elétrica cardíaca são o caminho para aumentar a confiança, a rapidez no raciocínio e o índice de acerto na análise desse exame tão simples, mas ao mesmo tempo tão complexo e intrigante.

Conteúdo complementar – plataforma digital

Nesta edição de *Novo método para entender o ECG* você poderá aprofundar ainda mais seu conhecimento ao acessar o conteúdo complementar disponibilizado em uma plataforma exclusiva. Você terá acesso aos vídeos que acompanham esse livro.

Para ingressar neste ambiente virtual, ao longo do livro, o conteúdo complementar está identificado pelo logo "Explica Melhor", e traz um *QR code* que permite o acesso rápido a todo este material, proporcionando uma experiência de aprendizado ainda mais completa.

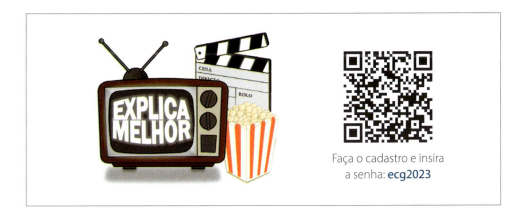

Faça o cadastro e insira a senha: **ecg2023**

O prazo para acesso a esse material limita-se à vigência desta edição.

SEÇÃO 1
Princípios do ECG

Derivações do ECG, vetores da despolarização ventricular, eixo do QRS, bloqueios de ramo e bloqueios divisionais dos ramos esquerdo e direito, troca de eletrodos, sobrecarga ventricular

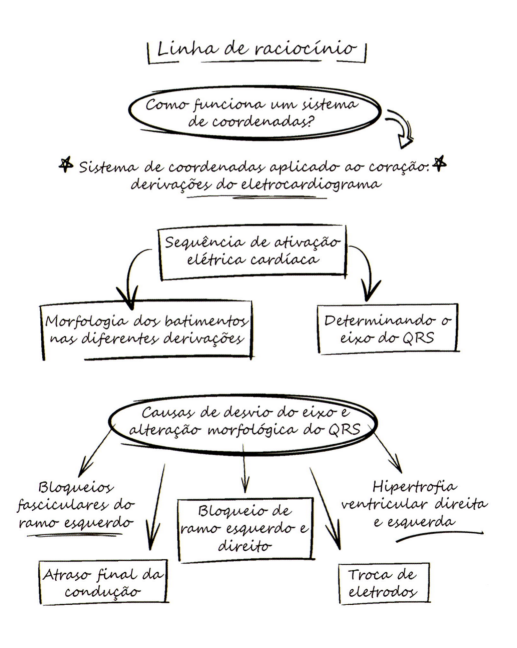

O eletrocardiograma nada mais é que o mapa da ativação elétrica do coração, ou seja, um sistema de coordenadas que permite localizar o estímulo de despolarização do miocárdio em diferentes planos. A partir do momento em que somos capazes de identificar o local exato de um ponto no espaço, é possível traçarmos sua rota de deslocamento, ao acompanharmos a mudança dessa localização ao longo do tempo. Além disso, a distância percorrida por unidade de tempo também permite presumir a velocidade com que esse estímulo percorre seu caminho.

Essas informações em conjunto, fornecidas pelo "GPS cardíaco", irão permitir identificar anormalidades estruturais e funcionais do coração, partindo do reconhecimento do padrão eletrocardiográfico de ativação elétrica cardíaca normal e comparando-o com o traçado encontrado nas situações patológicas. As mudanças na direção e/ou no sentido do vetor de despolarização indicam que o impulso precisou mudar sua trajetória habitual para contornar obstáculos, podendo se correlacionar, por exemplo, com bloqueios nas diversas ramificações do sistema de condução, que levam a alterações na sequência normal de ativação do miocárdio. As alterações na velocidade com que o impulso percorre seu caminho indicam dificuldades no terreno, correlacionando-se, por exemplo, com alterações das propriedades de condução do tecido ou com trajetos anômalos por vias fora do sistema especializado de condução.

Assim, nosso primeiro passo no aprendizado do eletrocardiograma será entender como funcionam suas diferentes derivações, que servirão como referência para identificarmos os vetores de despolarização cardíaca.

COMO FUNCIONA UM SISTEMA DE COORDENADAS

Para entender o papel das derivações no eletrocardiograma, utilizaremos uma analogia simples: no mapa a seguir, como poderíamos representar graficamente a trajetória de deslocamento entre os pontos A e B, de maneira que qualquer um pudesse reproduzir esse caminho sem precisar olhar para o mapa?

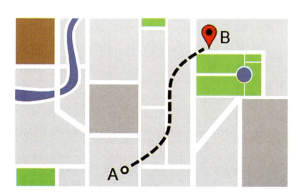

Para isso, precisaremos de um sistema de coordenadas que servirá como referência para identificar a localização dos pontos no espaço, e que seja capaz de padronizar a interpretação dos dados, tornando a comunicação das informações universal. No caso de um mapa territorial convencional, as coordenadas classicamente utilizadas são os pontos cardeais. Vamos utilizar, então, as referências norte e sul em nosso mapa, para representar graficamente o deslocamento de A para B.

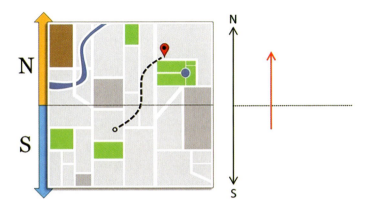

Observe que a representação da trajetória na direção norte-sul não foi suficiente para descrever o deslocamento do ponto A ao ponto B de maneira completa e precisa, pois ele ocorre em um plano bidimensional, exigindo uma projeção complementar em uma direção perpendicular. Utilizando os pontos cardeais novamente, as referências leste e oeste devem atender essa demanda.

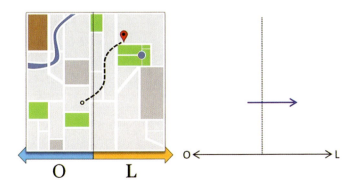

A combinação dos quatro pontos cardeais, em duas direções perpendiculares entre si, formando um plano bidimensional, permite a localização exata da trajetória entre os pontos A e B, obtida pela sobreposição dos dois gráficos gerando o vetor resultante, como mostrado a seguir.

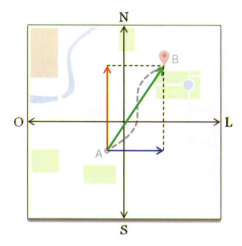

Agora, se analisarmos o gráfico de cada coordenada individualmente, dessa vez projetando a distância de deslocamento pelo tempo gasto nessa trajetória, poderemos obter uma informação adicional: a estimativa da velocidade com que o alvo se move ao longo do percurso. Observe que, quando o vetor tem sentido contrário ao da coordenada, como no caso da derivação oeste, ele inscreve uma reta descendente no gráfico, ou seja, avança no sentido oposto conforme o tempo passa.

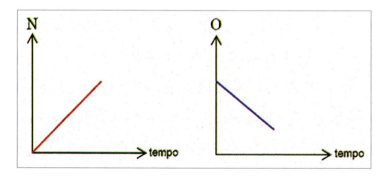

A inclinação da reta nos indica a velocidade com que a trajetória é percorrida. Quanto mais inclinada, menor o tempo gasto para percorrer essa distância, logo, mais rápido o alvo se desloca. Para exemplificarmos esse conceito, iremos simular o deslocamento do ponto A para o ponto B seguido do caminho inverso, de B para A, sob a perspectiva da coordenada norte, em duas situações distintas. Observe que em ambos os gráficos a seguir a trajetória percorrida é a mesma, porém o tempo gasto é significativamente menor no exemplo à esquerda, resultando em um gráfico mais "estreito" em relação ao exemplo da direita, cuja base mais alargada se traduz em uma duração maior do tempo gasto ao longo do caminho.

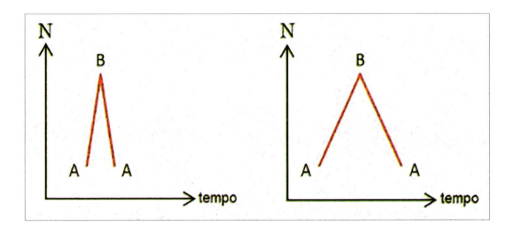

Por fim, poderíamos ainda analisar todo esse cenário sob a perspectiva de outro plano, perpendicular ao plano do mapa, que forneceria informações sobre a altitude do deslocamento vertical do objeto sobre os acidentes de relevo, definindo então uma análise tridimensional da trajetória de deslocamento do objeto no espaço.

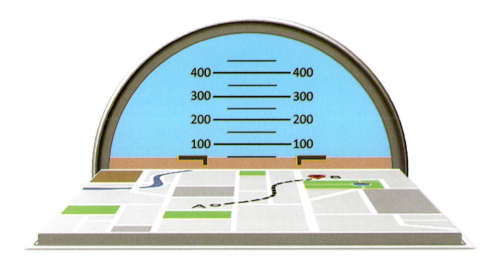

O conceito de estabelecer um sistema de coordenadas que permita a representação gráfica das características de um vetor no espaço é a base para a compreensão do eletrocardiograma, que basicamente aplicará esse mesmo sistema utilizando os eletrodos como pontos de referência para formar diferentes derivações que servirão como parâmetro para monitorarmos os processos de despolarização e repolarização cardíaca. O próximo passo será entender como essas derivações são formadas e a posição que ocupam em dois planos diferentes.

SISTEMA DE COORDENADAS APLICADO NO CORAÇÃO

Assim como os pontos cardeais em um mapa, as derivações do eletrocardiograma devem se posicionar em diferentes direções dentro de um mesmo plano, para que seja possível analisar a sequência da ativação elétrica cardíaca sob a perspectiva de duas dimensões. Considerando que o coração é uma estrutura tridimensional, e que os fenômenos elétricos que desencadeiam sua contração também seguirão essa lógica, será necessário acrescentarmos mais um plano, perpendicular ao anterior, para que possamos enxergá-lo sob a perspectiva de três dimensões.

Os eletrodos posicionados nos membros detectam a diferença de potencial elétrico entre si, formando um plano equivalente ao coronal, que se projeta de frente para o tronco e por isso é chamado de plano frontal. Os eletrodos posicionados na parede do tórax registram a diferença de potencial em relação a um ponto de referência central, formando dessa maneira um plano equivalente ao transversal, que se projeta paralelamente ao solo e por isso é conhecido como plano horizontal. Entretanto, como esses dois planos são formados utilizando a caixa torácica como referência anatômica, a forma como se projetam sobre o coração nem sempre é intuitiva e de fácil compreensão, pois os planos coronal e transversal do tórax e do coração não necessariamente coincidem, em função da maneira peculiar como esse órgão se posiciona dentro da caixa torácica, obliquamente e de modo semelhante a uma pirâmide inclinada e invertida, com a base voltada para cima e o ápice para baixo. Assim, o plano frontal do eletrocardiograma não reproduz exatamente o corte anatômico coronal do coração, nem o plano horizontal reproduz precisamente o corte anatômico axial desse órgão.

Uma impressão equivocada da maneira como os planos do ECG "enxergam" a anatomia cardíaca pode dificultar a correlação entre as derivações e as respectivas paredes do miocárdio que se sobrepõem a elas, além de limitar a dedução de como a sequência de despolarização cardíaca é registrada ao longo das diferentes derivações.

Na Figura 1 representamos de maneira ilustrativa os cortes anatômicos do coração segundo a perspectiva dos planos frontal e horizontal do tórax. Esses modelos serão utilizados a seguir como referência para a descrição dos vetores de ativação elétrica cardíaca e sua relação com as derivações do eletrocardiograma. Observe como o corte horizontal nos dá a dimensão correta do posicionamento do coração no tórax, com o ventrículo direito (VD) voltado para a frente e o ventrículo esquerdo (VE) para trás. Na Figura 2 mostramos a diferença entre os cortes coronal e axial anatômicos do coração e a visão anatômica do coração quando o analisamos sob a perspectiva dos cortes coronal e axial do tórax.

Seção 1 Princípios do ECG 7

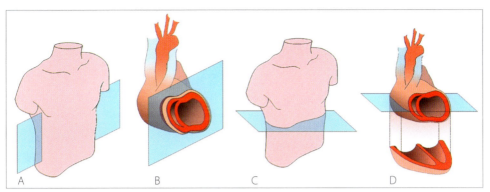

Figura 1 Correlação entre os planos frontal (A e B) e horizontal (C e D) do tórax e os respectivos cortes anatômicos do coração segundo a perspectiva de cada um desses planos, que são formados pelos eletrodos do eletrocardiograma utilizando o tronco como referência anatômica.

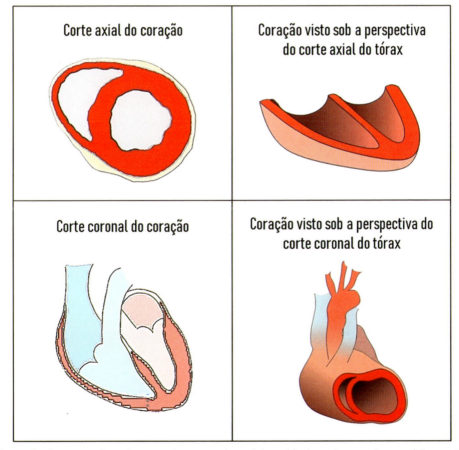

Figura 2 Comparação entre os cortes coronal e axial anatômicos do coração e a visão anatômica do coração sob a perspectiva dos cortes coronal e axial do tórax. Observe como as paredes cardíacas se projetam de maneiras diferentes conforme a referência anatômica utilizada para sua secção.

AS DERIVAÇÕES DO ELETROCARDIOGRAMA

Como havíamos comentado anteriormente, a análise espacial da sequência de ativação elétrica cardíaca só é possível graças à presença de dois planos diferentes posicionados de maneira perpendicular entre si. O plano frontal permite determinarmos o deslocamento da depolarização miocárdica na direção vertical, ou seja, se ela avança para cima ou para baixo através das estruturas do coração, enquanto o plano horizontal permite analisarmos seu deslocamento para trás ou para a frente, e em ambos é possível sabermos se há um movimento para a esquerda ou para a direita (Figura 3). Vamos entender então como são formadas as derivações contidas em cada um desses planos, que em conjunto irão compor o sistema de coordenadas para navegação pelo eletrocardiograma.

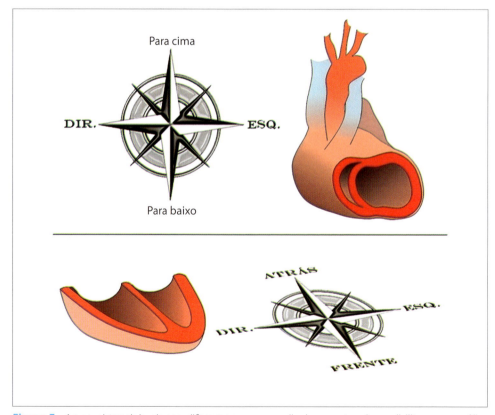

Figura 3 Ao se obter dois planos diferentes e perpendiculares entre si, possibilita-se a análise tridimensional da despolarização cardíaca. Acima, o plano frontal permite determinar o que se move para cima ou para baixo, enquanto o plano horizontal, abaixo, traz informações sobre deslocamento para a frente ou para trás por meio das estruturas cardíacas.

Plano frontal

Os três eletrodos posicionados individualmente em cada um dos membros superiores e no membro inferior esquerdo registram a diferença de potencial elétrico entre dois polos (logo, entre um eletrodo e outro), e por isso são chamados de bipolares, formando um triângulo com três derivações (D1, D2 e D3), conhecido como "triângulo de Einthoven". O quarto eletrodo, colocado no membro inferior direito, atua como neutro ("fio terra") e não participa da configuração de uma derivação específica (Figuras 4 e 5).

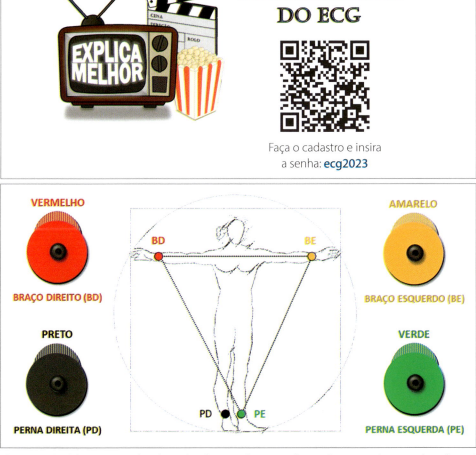

Figura 4 Posicionamento dos eletrodos dos membros, que formarão em conjunto o plano frontal do eletrocardiograma. A sequência de cores mostrada e sua correspondência com os respectivos membros seguem uma padronização universalmente aceita; entretanto, outras variações podem ser encontradas, a depender do local e do aparelho utilizados. Recomenda-se sempre checar o posicionamento conforme as orientações do fabricante do dispositivo.

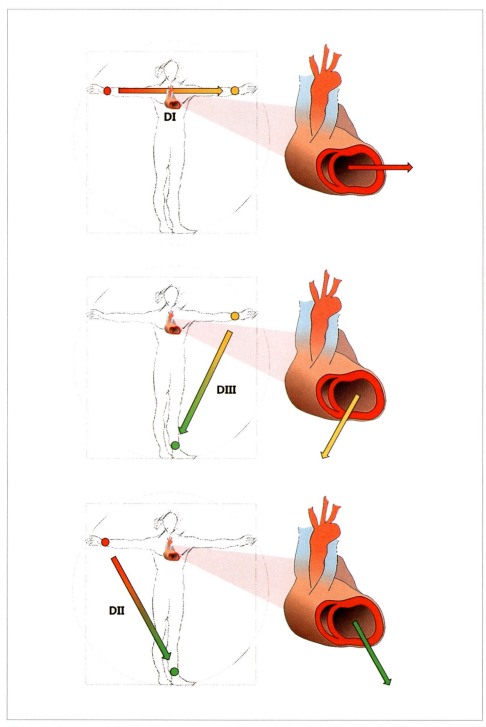

Figura 5 Formação das derivações bipolares do plano frontal do eletrocardiograma e sua projeção sobre o corte anatômico cardíaco correspondente.

Esse sistema é capaz de gerar ainda mais três derivações, chamadas de derivações aumentadas dos membros (aVR, aVL e aVF), que resultam, cada uma delas, da diferença de potencial entre um dos três eletrodos dos membros e a média do potencial dos outros dois eletrodos restantes (Figura 6).

Observe que esse conceito faz com que essas três derivações sejam perpendiculares, respectivamente, às derivações D3, D2 e D1, ampliando o espectro de direções analisadas e possibilitando maior quantidade de informações fornecidas pelo eletrocardiograma.

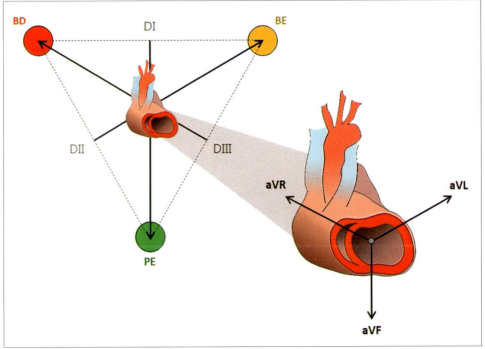

Figura 6 Formação das derivações aumentadas dos membros do plano frontal do eletrocardiograma e sua projeção sobre o corte anatômico cardíaco correspondente.
BD: braço direito; BE: braço esquerdo; PE: perna esquerda.

Essas 6 derivações juntas determinam um plano paralelo à parede anterior do tórax, equivalente ao plano anatômico coronal, chamado de plano frontal. É importante destacar que essas derivações são desmembradas do triângulo de Einthoven e posicionadas todas partindo de um ponto central único para assim formarem o plano frontal do eletrocardiograma (Figura 7), mantendo ângulos entre si de acordo com as regras de trigonometria clássicas, admitindo-se terem todas elas igual comprimento e, portanto, formarem um triângulo equilátero em sua disposição inicial. Juntas elas dividem o plano frontal em 12 segmentos, cada um compreendendo um ângulo de 30 graus.

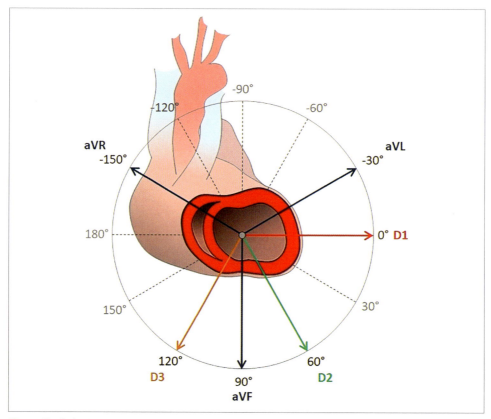

Figura 7 Relação entre as 6 derivações que compõem o plano frontal do eletrocardiograma e sua projeção sobre o corte anatômico cardíaco correspondente.

Essa disposição das derivações no plano frontal permite que sejam correlacionadas anatomicamente com as paredes do VE localizadas em seu trajeto, o que possibilita a identificação do território miocárdico acometido por determinadas patologias, particularmente o IAM. As derivações D2, D3 e aVF, por exemplo, projetam-se na parede inferior do VE, enquanto as derivações D1 e aVL apontam para a parede lateral. Na Figura 8, fica mais clara a delimitação das paredes cardíacas e sua relação com as derivações sob a perspectiva do plano frontal do eletrocardiograma.

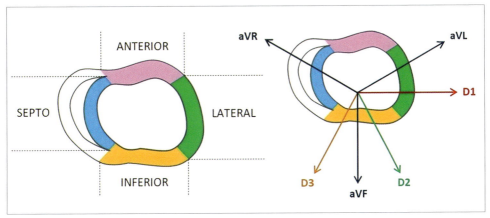

Figura 8 Relação entre as derivações que compõem o plano frontal do eletrocardiograma e as paredes do VE. Observe como as derivações D2, D3 e aVF se projetam na parede inferior, enquanto as derivações D1 e aVL se projetam na parede lateral do VE.

Plano horizontal

Os 6 eletrodos posicionados na região anterior do tórax registram a diferença de potencial de cada um desses pontos em relação a um potencial de referência, determinado pela média do valor registrado em cada um dos eletrodos dos membros, e que por isso se projeta na região central do tórax (Figura 9). Dessa maneira, essas derivações se dispõem perpendicularmente à parede torácica, paralelamente a seu plano transversal, formando o chamado plano horizontal do eletrocardiograma, que se assemelha a um corte tomográfico do tórax (Figura 10).

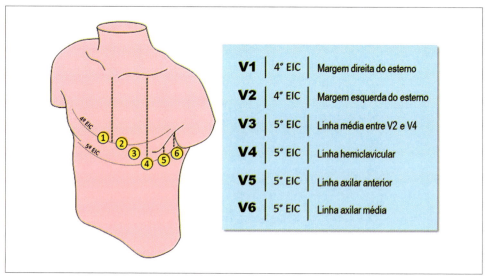

Figura 9 Referências anatômicas do tórax utilizadas para o posicionamento das 6 derivações do plano horizontal.

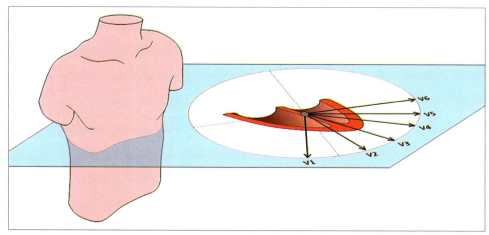

Figura 10 Disposição das derivações do plano horizontal do eletrocardiograma segundo a perspectiva do plano transversal do tórax.

Essas 6 derivações se dispõem no sentido anti-horário desde o quadrante anterior direito do tórax, permitindo a análise da despolarização cardíaca tanto de frente para trás quanto da direita para a esquerda, e não apenas localizando alterações nos diferentes segmentos do VE (do septo à parede lateral) mas também indicando o eventual acometimento do VD (Figura 11). Será descrito, agora, o processo de ativação cardíaca sob a óptica dessas 12 derivações.

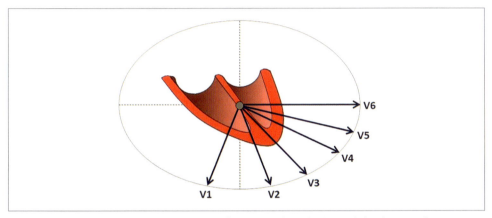

Figura 11 Relação entre as derivações que formam o plano horizontal do eletrocardiograma e o corte anatômico cardíaco correspondente.

ASPECTOS GRÁFICOS DO ELETROCARDIOGRAMA

Antes de entendermos a maneira como a despolarização e a repolarização das estruturas do coração se expressam no eletrocardiograma, precisamos conhecer a denominação de cada uma das ondas e intervalos que compõem o ECG padrão, assim como o sistema métrico utilizado para aquisição do traçado, uniformizando a linguagem utilizada para descrever os achados típicos desse exame.

O registro do ECG é feito em papel milimetrado, tanto na direção vertical quanto na horizontal. Como a velocidade de registro padrão é de 25 mm/s, no sentido da esquerda para a direita, podemos concluir que cada quadradinho de 1 mm na direção horizontal tem 40 ms de duração. Na vertical, a calibração padrão dos aparelhos de ECG faz com que cada quadradinho de 1 mm equivalha a uma voltagem de 0,1 mV. Esses dados são importantes, pois permitirão a conversão das medidas de interesse no ECG, realizadas utilizando os milímetros do papel como referência, em unidades de tempo e voltagem para correta interpretação dos achados (Figura 12).

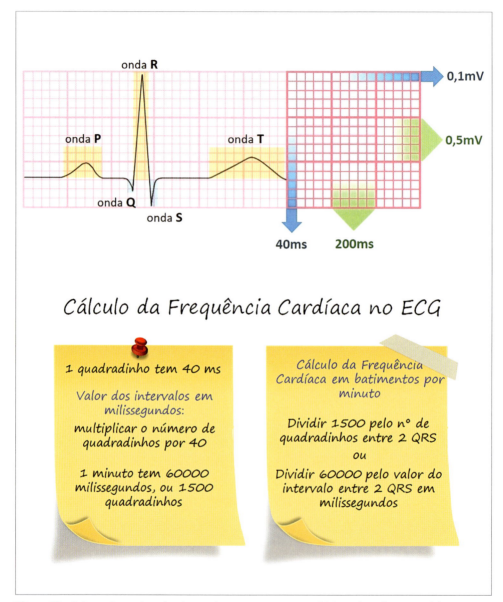

Figura 12 Acima, denominação das ondas que compõem o ECG-padrão (à esquerda) e sistema métrico utilizado para medidas de duração e voltagem, com suas respectivas equivalências em milissegundos e milivolts (à direita). Abaixo, descrição do raciocínio utilizado para o cálculo dos intervalos e da frequência cardíaca no ECG.

A onda P representa a despolarização dos átrios e tem uma morfologia característica, com menor voltagem em relação ao complexo QRS e normalmente o precedendo, durante o ritmo sinusal; a ausência de ondas P no traçado ou a dissociação entre elas e os complexos QRS indicam a presença de uma arritmia cardíaca.

O complexo QRS representa a ativação dos ventrículos, e a sequência de despolarização através de estruturas com diferentes localizações gera vetores muitas vezes opostos entre si. Assim, a primeira onda positiva é chamada de onda R, e, quando é precedida de uma deflexão negativa, esta é chamada de onda Q. Já a primeira onda negativa que sucede uma onda positiva recebe a denominação de onda S, e uma segunda onda positiva, quando presente, será chamada de onda R' (R "linha"). Nesse código descritivo alfabético, as ondas com maior magnitude utilizam letras maiúsculas, enquanto as ondas menores são descritas utilizando-se letras minúsculas.

É importante ressaltar que não há um valor de corte específico na voltagem da onda que indique a utilização de uma letra maiúscula ou minúscula em sua denominação, devendo-se utilizar o bom senso e a análise comparativa com as demais deflexões do QRS. Outro detalhe relevante é que, para ser classificada como uma onda e receber uma denominação por uma letra, a deflexão deve ultrapassar completamente a linha de base, caso contrário será descrita como um entalhe pertencente a outra onda (Figura 13).

A onda T faz parte do fenômeno de repolarização ventricular e necessariamente sucede o complexo QRS. Em alguns casos observamos uma segunda deflexão, de pequena amplitude, após a onda T, sem, no entanto, fazer parte desta; ela é chamada de onda U, tendo origem eletrofisiológica incerta e frequentemente sendo confundida com ondas P ou como parte da onda T precedente.

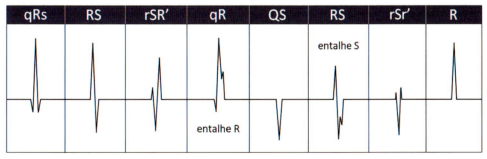

Figura 13 O código alfabético utilizado para descrição da morfologia do complexo QRS permite inúmeras combinações possíveis, conforme a sequência de vetores que compõem a ativação dos ventrículos.

Entre as ondas descritas, observarmos dois segmentos isoelétricos com igual importância na análise do ECG. A denominação "segmento" indica necessariamente a ausência de qualquer uma das ondas descritas dentro de seus limites, logo, o segmento PR se estende do final da onda P ao início do complexo QRS, enquanto o segmento ST se inicia no final do complexo QRS e termina no início da onda T. Já o termo "intervalo" envolve um trecho delimitado que contenha alguma das ondas do ECG em seu interior; o intervalo PR se estende do início da onda P ao início do complexo QRS (logo, contém a duração total da onda P), enquanto o intervalo QT vai do início do QRS ao final da onda T (contendo toda a ativação e recuperação ventricular).

Um ponto que pode gerar dúvida é a referência a ser utilizada na medida do intervalo QT quando o complexo QRS se inicia com onda R, ou na mensuração do intervalo PR quando o QRS começa com uma onda Q. Essa nomenclatura dos intervalos e segmentos foi consagrada pelo uso, independentemente de qual onda (Q ou R) marca o início do complexo QRS.

O importante é ter em mente que a referência para a medida desses intervalos e do segmento PR é sempre o início da ativação ventricular, ou seja, o ponto inicial da primeira deflexão que marca o início do complexo QRS.

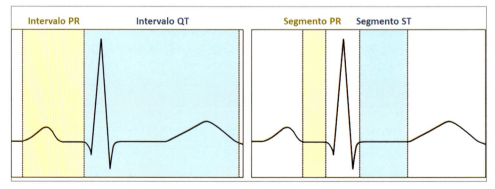

Figura 14 Diferença entre intervalos e segmentos do eletrocardiograma, conforme os pontos de referência utilizados. Quando envolvem o complexo QRS, o parâmetro a ser considerado deve ser o início dele, independentemente de ser uma onda Q ou R, mantendo-se as nomenclaturas consagradas pelo uso (como na imagem à esquerda, na qual o intervalo PR se estende na verdade até a onda Q, que marca o início do complexo QRS nesse caso, sem, entretanto, a necessidade de chamá-lo de intervalo PQ).

VETORES DA ATIVAÇÃO ELÉTRICA CARDÍACA E SUA RELAÇÃO COM AS DERIVAÇÕES DO ELETROCARDIOGRAMA

Como visto anteriormente, o eletrocardiograma nada mais é que a representação cartográfica da ativação elétrica cardíaca, ou seja, é a projeção de uma imagem tridimensional (desenhada pela progressão do impulso elétrico ao longo das diferentes partes do coração), em dois planos bidimensionais perpendiculares entre si (frontal e horizontal). É como "desenhar o caminho" que o estímulo elétrico percorre, sob diferentes ângulos: visto por cima (que mostra se ele se dirige para a frente ou para trás) ou visto de frente (que mostra se ele sobe ou desce), além do movimento para a direita ou para a esquerda. Vamos analisar agora a sequência de ativação dos ventrículos, que determina a formação do complexo QRS, tanto pela perspectiva do plano frontal quando do plano horizontal, para entendermos as diferentes morfologias que o complexo QRS adquire conforme a derivação que está sendo analisada.

Na ativação normal, o impulso que vem dos átrios desce pelo sistema de condução e despolariza inicialmente o septo interventricular, que é por onde correm o feixe de His e parte das fibras de Purkinje, que juntos formam o sistema de condução em sua porção ventricular e ramificam-se a partir daí para inervar toda a extensão das duas câmaras. Na sequência, ativam-se as paredes livres dos ventrículos direito e esquerdo, e por fim ativam-se as regiões das bases dos ventrículos, voltadas para cima, que são locais com menos terminações nervosas e, portanto, com ativação mais tardia.

É importante destacar que o vetor que indica a direção e o sentido da despolarização de cada uma dessas estruturas é na verdade o vetor resultante do somatório da despolarização de cada uma dos milhões de células presentes em cada região específica. Esse conceito também é válido quando duas estruturas se despolarizam simultaneamente, porém com direções e/ou sentidos diferentes. O vetor resultante será determinado pela diferença entre eles, prevalecendo o maior; é como um cabo de guerra, no qual o sentido do deslocamento da corda é determinado pelo lado que puxa com mais força.

Na prática, isso significa que, em uma situação normal, sempre haverá predominância das forças do VE sobre as do VD quando essas duas câmaras se despolarizarem simultaneamente, pela diferença de massa miocárdica entre elas. Além disso, a ativação ventricular se dá no sentido do endocárdio, local de inserção das fibras de condução, para o epicárdio, ou seja, de dentro para fora, gerando vetores dispostos radialmente em relação à cavidade ventricular.

Vetores de ativação ventricular no plano frontal

O primeiro vetor, determinado pela ativação septal, é voltado da esquerda para a direita, em função da inserção dos fascículos do ramo esquerdo na região central esquerda do septo interventricular e consequente antecipação da despolarização dessa região em relação à direita. Projeta-se paralelamente ao plano horizontal ou levemente para cima, devido à ativação que segue do ápice para a base. Como a quantidade de músculo cardíaco é relativamente pequena se comparada às demais porções do VE, esse vetor septal se expressará por meio de uma deflexão de baixa voltagem no ECG, sendo representada, portanto, por uma letra minúscula. No plano frontal, ele se opõe às derivações esquerdas D1 e aVL, gerando ondas q iniciais, eventualmente observadas também nas derivações inferiores D2, D3 e aVF.

O segundo vetor é resultante da ativação simultânea das paredes livres dos ventrículos esquerdo e direito, que se orienta para a esquerda e para baixo, seguindo a lógica da dominância do VE explicada anteriormente. Ele se expressa eletrocardiograficamente como uma onda de grande voltagem, quando comparada aos demais componentes do traçado, em função da massa ventricular esquerda proeminente, sendo por isso representada por uma letra maiúscula. No plano frontal, se expressa como ondas R nas derivações esquerdas D1 e aVL, com complexos predominantemente positivos nas derivações inferiores D2, D3 e aVF, gerando ondas S negativas na derivação aVR, que tem sua polaridade voltada para a direita.

Por fim, um terceiro vetor resulta da despolarização das regiões basais dos ventrículos, que são locais com menos terminações nervosas e, portanto, com ativação mais tardia, gerando um vetor resultante orientado para a direita e para cima no plano frontal, com menor magnitude se comparado ao segundo vetor, devido à menor massa muscular concentrada nessas regiões. Ele se expressa como ondas s nas derivações D1 e aVL, já que se afasta delas. Nas Figuras 15, 16 e 17 são ilustrados os vetores da ativação ventricular e sua relação com as derivações do plano frontal.

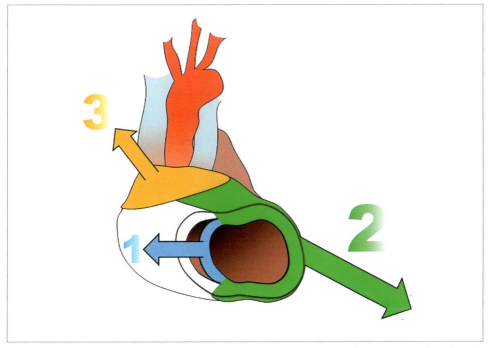

Figura 15 Sequência dos vetores da despolarização ventricular e sua disposição no plano frontal: em azul, vetor da ativação septal, em verde, vetor resultante da ativação dos ventrículos (mostrando a dominância do VE sobre o VD); em amarelo, vetor da ativação da região da base.

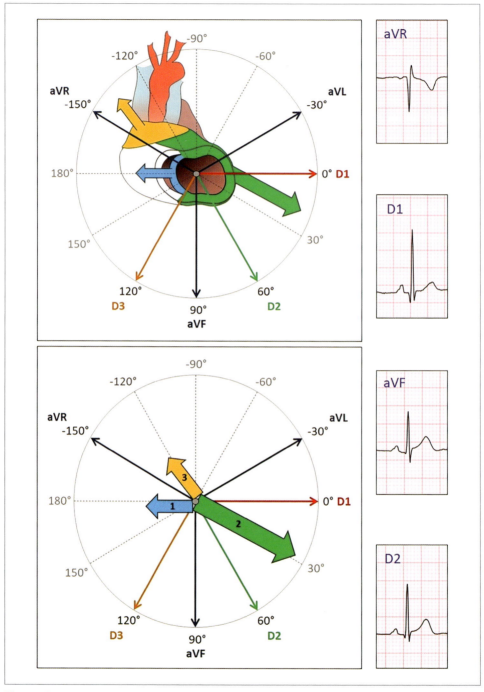

Figura 16 Projeção dos vetores da ativação ventricular, sob a perspectiva do plano frontal, sobre as derivações desse mesmo plano, mostrando a relação com cada uma delas, que determinará a morfologia do complexo QRS.

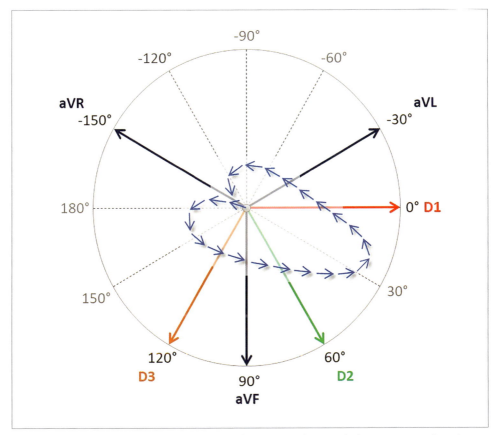

Figura 17 Modelo vetocardiográfico da alça de ativação dos ventrículos, representada pelas setas que indicam a sequência de despolarização conforme os vetores resultantes.

Vetores de ativação ventricular no plano horizontal

O primeiro vetor, que representa a ativação do septo interventricular, no plano horizontal se dirige para a direita e para a frente, em virtude do posicionamento oblíquo do coração dentro do tórax, com o VD voltado para a frente e o VE para trás. Dessa maneira, irá inscrever ondas q nas derivações V5 e V6, das quais se afasta, e ondas r em V1 e V2, das quais se aproxima.

O segundo vetor, resultante da ativação do VE (já que a contribuição do VD para a formação do complexo QRS é pequena, como discutido anteriormente), se dirige para a esquerda e para trás no plano horizontal, produzindo uma resposta eletrocardiográfica antagônica à do vetor septal, aproximando-se das derivações V5 e V6, onde se expressa como ondas R, e se afastando de V1 e V2, onde aparece como ondas S. Por fim, o terceiro vetor, oriundo da ativação da base, também com pequena voltagem, no plano horizontal está voltado para a direita e para trás, aparecendo como ondas s nas derivações V5 e V6 (Figura 18).

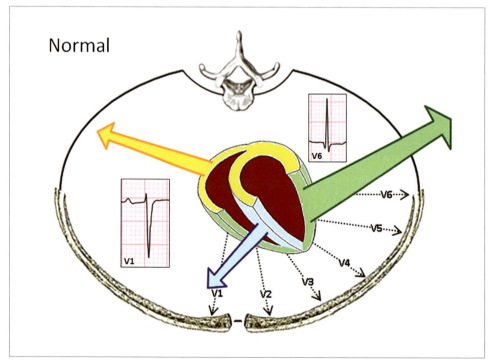

Figura 18 Representação dos vetores da ativação ventricular, sob a perspectiva do plano horizontal, e sua relação com as derivações desse mesmo plano, mostrando a morfologia do complexo QRS em V1 e V6.

Essa disposição sequencial das derivações do plano horizontal faz com que ocorra uma progressão da magnitude da onda R e uma diminuição da onda S de V1 para V6, partindo-se de um complexo rS nas derivações precordiais direitas (V1 e V2), passando por uma morfologia RS nas derivações intermediárias (V3 e V4), até adquirirem o aspecto qRs nas derivações precordiais esquerdas (V5 e V6). Esse "ponto de virada" na polaridade do complexo QRS no plano horizontal é chamado de "zona de transição", reconhecido pela presença de um QRS com padrão isoelétrico (onda R com a mesma magnitude da onda S) que normalmente é observado nas derivações V3/V4. Quando aparece antes disso, em V1 ou V2, é chamada de zona de transição precoce, e quando surge posteriormente, já nas derivações V5 ou V6, recebe a denominação de zona de transição tardia.

Essa relação entre a posição das derivações e os vetores da ativação ventricular nos leva a uma reflexão importante: as particularidades anatômicas da caixa torácica, considerando também o biotipo próprio de cada indivíduo, associadas à variabilidade na posição do coração e às características morfológicas de suas câmaras, levam a uma enorme quantidade de padrões de QRS possíveis, dentro do espectro de normalidade do ECG, particularmente nas derivações do plano frontal. As ondas "q" septais, por exemplo, nem sempre se expressam eletrocardiograficamente, assim como as ondas "s" da ativação da base, sem, no entanto, configurar um achado anormal e com significado patológico. A Figura 19 mostra dois exemplos de ECG normais, porém com essa variação nos componentes vetoriais do complexo QRS, gerando padrões morfológicos distintos, ainda dentro dos limites da normalidade.

Além das diferentes combinações envolvendo as ondas que compõem o complexo QRS em si, é comum observarmos variações em sua polaridade entre as diferentes derivações, ou seja, se há predomínio de uma onda R positiva ou uma onda S negativa, ou até mesmo a presença de um complexo chamado de isodifásico, quando a amplitude da onda R é igual à da onda S. Essas variações são explicadas pelos diferentes direcionamentos possíveis do vetor principal da despolarização ventricular, atribuído à massa ventricular esquerda, e que é responsável pela formação da onda de maior amplitude do complexo QRS, admitindo diversas angulações diferentes influenciadas pelos fatores anatômicos descritos anteriormente, especialmente no plano frontal. Uma forma objetiva de avaliarmos esse aspecto do eletrocardiograma é por meio da determinação do eixo do QRS no plano frontal.

Vimos que o vetor resultante da despolarização das paredes livres dos ventrículos está voltado para a esquerda e para baixo sob a perspectiva do plano frontal. Esse posicionamento admite uma variação que vai do ângulo de –30° ao de +90°; logo, ao determinarmos que os complexos QRS nas derivações do plano frontal

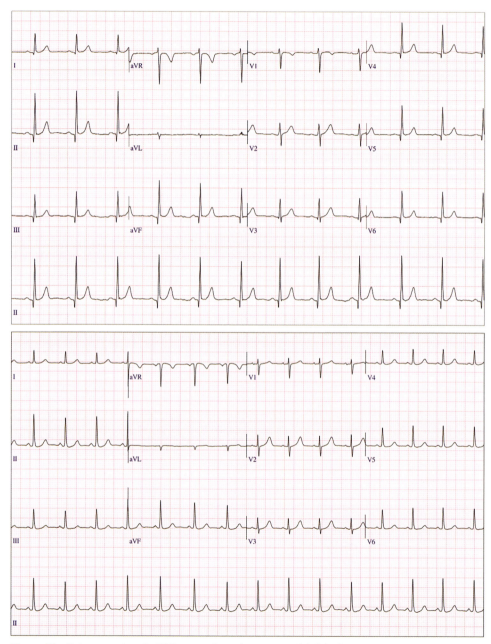

Figura 19 Dois exemplos de ECG normal, porém com variabilidade na expressão eletrocardiográfica dos diferentes vetores da ativação ventricular, particularmente o das ondas q septais nessa comparação.

apontam para uma direção dentro desse intervalo, podemos admitir que aquele padrão morfológico observado esteja normal. Quando há um desvio pronunciado do eixo para além desses limites preestabelecidos, podemos inferir que há algum fator adicional atuando sobre a sequência de despolarização ventricular (p. ex., um bloqueio em alguma das ramificações do sistema de condução ou a hipertrofia de uma das câmaras), que vai além das variações anatômicas esperadas dentro de uma população normal.

Localizando o eixo do QRS no plano frontal

Uma forma prática de identificarmos a posição do eixo no plano frontal é analisando a polaridade do complexo QRS nas derivações D1 e aVF, localizadas a 0° e +90°, respectivamente. Assim, conforme a combinação da morfologia do QRS observada nessas duas derivações, é possível saber o quadrante específico para o qual o vetor principal da despolarização ventricular está apontado. Se o QRS for predominantemente positivo em D1, o eixo estará em algum dos dois quadrantes da direita, enquanto um QRS predominantemente positivo em aVF indica que ele se encontra em um dos dois quadrantes de baixo. Note que a presença de um QRS positivo em D1 e aVF, portanto, garante a normalidade do eixo nesse caso (Figura 20).

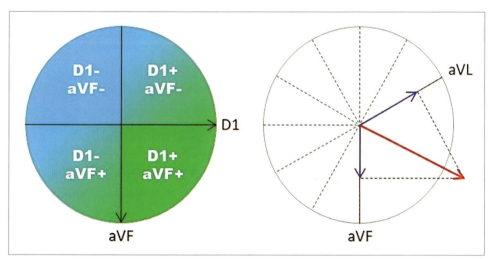

Figura 20 A análise combinada da polaridade do complexo QRS nas derivações D1 e aVF permite identificar em qual quadrante está localizado o eixo médio da despolarização ventricular (à esquerda). O cálculo do vetor resultante utilizando a projeção dos complexos QRS (diferença entre magnitude das ondas R e S) em duas derivações distintas permite a localização mais precisa do eixo no plano frontal (seta vermelha, à direita).

Entretanto, o eixo ainda poderá ser considerado normal mesmo se identificarmos que ele aponta para o quadrante superior direito (D1 positivo e aVF negativo), pois vimos que o intervalo de normalidade varia até −30°. Nessa situação, para distinguirmos o eixo normal daquele desviado para a esquerda (além de −30°), devemos utilizar como parâmetro a derivação D2, posicionada perpendicularmente ao ângulo de −30°; caso o complexo QRS seja predominantemente positivo em D2, isso indica que o vetor cai na positividade dessa derivação, ou seja, abaixo de −30°, dentro dos limites da normalidade (Figura 21).

Outra maneira de identificarmos rapidamente a posição do eixo no plano frontal é procurarmos pela derivação na qual o complexo QRS se encontre isodifásico. Isso indica que o vetor de despolarização ventricular se encontra perpendicular a essa direção, determinando a formação de um QRS com onda R e S de mesma magnitu-

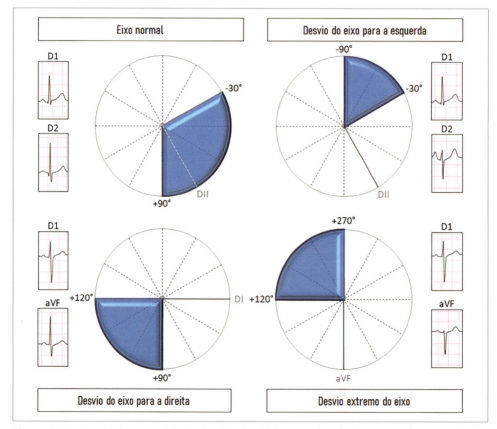

Figura 21 Intervalo de normalidade do eixo do QRS e padrões de desvio do eixo, segundo as referências do plano frontal. Observe como as derivações D1 e aVF, destacadas na imagem, permitem a localização do eixo em um quadrante específico, enquanto a derivação D2 serve como parâmetro para identificar a posição em relação ao ângulo de −30°.

de, sem predomínio de uma sobre a outra (Figura 22). Por fim, a forma mais precisa, porém igualmente mais onerosa, de determinar o eixo do QRS é projetando o vetor da despolarização ventricular sob a perspectiva de duas derivações diferentes (com base na diferença entre as ondas R e S do complexo QRS em cada uma delas) e, em seguida, calculando o vetor resultante entre eles (Figura 20).

A determinação do eixo no plano frontal é um passo importante na interpretação do eletrocardiograma, pois permite reconhecer alterações que possam eventualmente estar relacionadas a processos patológicos e distingui-las daquelas variantes da normalidade, justificadas pelas variações anatômicas que influenciam o registro do ECG (Figura 23).

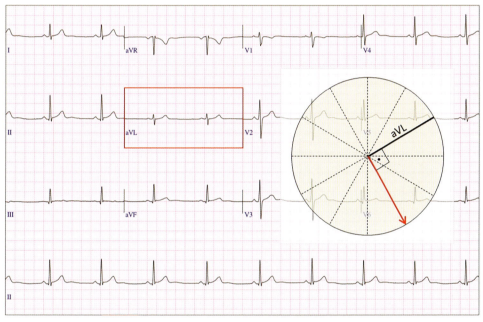

Figura 22 A presença de uma derivação com complexo QRS isoelétrico indica que o eixo médio da despolarização ventricular está localizado perpendicularmente a ela (seta vermelha no ECG acima, que mostra complexos QRS isodifásicos na derivação aVL).

Desvio do eixo para a direita	Desvio do eixo para a esquerda
Sobrecarga ventricular direita Bloqueio da divisão posteroinferior do ramo esquerdo Área eletricamente inativa lateral Pré-excitação ventricular (via acessória lateral esquerda)	Sobrecarga ventricular esquerda Bloqueio da divisão anterossuperior do ramo esquerdo Área eletricamente inativa inferior Pré-excitação ventricular (via acessória posterosseptal direita)

Figura 23 Principais alterações patológicas que podem estar associadas ao desvio anormal do eixo médio da despolarização cardíaca, tanto para a direita quanto para a esquerda.

Entender todo o processo de formação do complexo QRS com base nos vetores da despolarização ventricular permitirá agora compreender como as alterações nessa sequência de ativação cardíaca levarão aos diversos padrões de ECG anormal encontrados na prática clínica.

BLOQUEIOS NAS RAMIFICAÇÕES DO SISTEMA DE CONDUÇÃO

Vimos até aqui como a sequência normal de despolarização das estruturas do coração determina a formação de um complexo QRS com morfologia que varia dentro de um espectro de normalidade. O sistema de condução é a "rede elétrica" do coração, responsável por levar o estímulo elétrico a diferentes áreas respeitando uma sequência que em última instância determinará a contração sincronizada e eficiente do músculo cardíaco. Tem propriedades eletrofisiológicas próprias que permitem a condução do impulso a uma velocidade de cerca de 4.000 m/s, possibilitando a despolarização rápida dos ventrículos, que reflete em uma duração do complexo QRS menor do que 120 ms (3 quadradinhos).

Em sua porção ventricular, o sistema de condução se inicia no nó atrioventricular (AV), estrutura que atua como um "portão", regulando a passagem para os ventrículos dos estímulos que surgem nos átrios. O feixe de His é a via principal de saída do nó atrioventricular (NAV), bifurcando-se nos ramos direito e esquerdo, na região do septo interventricular, para inervar os ventrículos correspondentes. Isso se dá por meio das fibras de Purkinje, uma rede de ramificações desse sistema que se distribui pelo endocárdio de ambos os ventrículos, transmitindo o impulso quase simultaneamente a toda a extensão das duas câmaras. Admite-se ainda que o ramo esquerdo possua ao menos duas ramificações principais, os fascículos anterossuperior e posteroinferior, localizados nas regiões de mesmo nome no VE. A presença de uma terceira ramificação, o fascículo anteromedial, é polêmica na literatura, porém reconhecida por muitos autores (Figura 24).

O conhecimento sobre os ramos principais e seus fascículos é importante, pois o bloqueio em qualquer uma das porções desse sistema levará a um padrão característico de alteração eletrocardiográfica. Analisaremos primeiramente as alterações na condução dos fascículos do ramo esquerdo, marcadas pelo desvio do eixo do QRS.

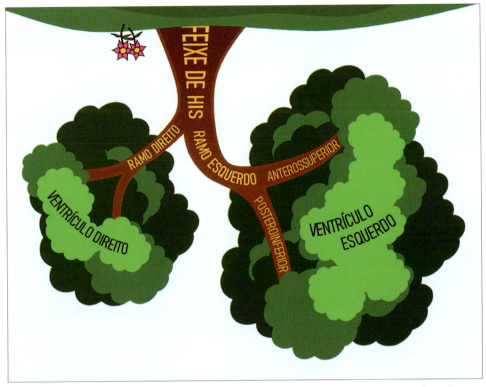

Figura 24 O sistema de condução ramifica-se a partir do feixe de His como os galhos de uma árvore, inervando as diferentes regiões de ambos os ventrículos.

BLOQUEIO DIVISIONAL ANTEROSSUPERIOR ESQUERDO

Vimos até aqui que a ativação das paredes livres dos ventrículos é representada no ECG pelas ondas de maior amplitude do complexo QRS. Vimos também que há franco domínio do VE sobre o direito na geração dos potenciais elétricos, resultando em um vetor voltado para a esquerda e para baixo no plano frontal.

Um eventual bloqueio no fascículo anterior do ramo esquerdo, ou mesmo um atraso relativo na condução através desse feixe, provocará uma mudança na sequência de despolarização da massa ventricular esquerda dominante, repercutindo em uma mudança na direção do vetor de ativação ventricular resultante. A região superior do septo e a região anterossuperior do VE serão ativadas mais tardiamente em relação às regiões inferiores e posteriores dessa câmara (ativadas pelo fascículo posterior esquerdo), e não mais simultaneamente como em uma situação normal.

Essas regiões ativadas com atraso geram forças sem oposição para cima e para a esquerda que desviam o eixo do QRS no sentido anti-horário, para além de −45°, um dos critérios eletrocardiográficos para definição do bloqueio divisional anterossuperior esquerdo (BDAS). Manifesta-se pelo padrão rS nas derivações inferiores, seguindo a lógica da ativação inicial pela região posteroinferior seguida da ativação tardia da região anterossuperior, gerando um vetor que se afasta de D2, D3 e aVF, com a onda S na derivação D3 maior do que a onda S na derivação D2, já que o eixo desviado à esquerda (localizado no quadrante superior direito) está mais afastado em relação à primeira. Em D1 e aVL observamos um padrão oposto, com aspecto qR, por serem derivações localizadas à esquerda e mais acima.

Essa mudança na sequência de despolarização também provoca alterações no plano horizontal, com progressão lenta das ondas R de V1 a V3 e presença de ondas S em V5 e V6, refletindo uma transição tardia devido à ativação atrasada de parte do VE. É importante ressaltar que esse fenômeno não é suficiente para provocar o aumento da duração total do complexo QRS além de 120 ms, mas pode induzir um prolongamento do tempo de ativação ventricular (início do complexo QRS até o pico da onda R) acima dos 50 ms, particularmente na derivação aVL (Figura 25).

A prevalência do BDAS na população varia de 1 a 2,5%, e sofre influência da idade, chegando a 8% em indivíduos acima de 90 anos. Pode estar associado a car-

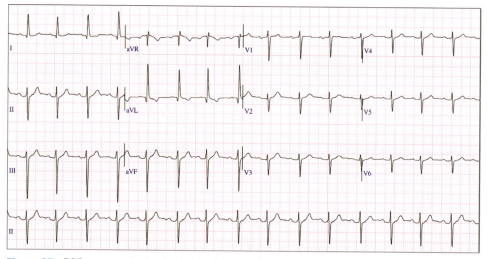

Figura 25 ECG mostrando desvio do eixo à esquerda com critérios eletrocardiográficos de BDAS. BDAS: bloqueio divisional anterossuperior esquerdo.

diopatias estruturais, sejam aquelas com dano direto ao miocárdio, como as cardio-miopatias hipertensiva e chagásica, sejam as que causem indiretamente sobrecarga volêmica ou pressórica do VE, como as doenças da valva aórtica. Também ocorre na doença arterial coronariana (DAC) ou pode ser parte do processo degenerativo do sistema de condução.

Com relação ao prognóstico, alguns estudos mostraram associação do BDAS com maior risco de desenvolver insuficiência cardíaca, fibrilação atrial (FA) e bloqueio atrioventricular (BAV) do terceiro grau; também foi encontrada associação com risco aumentado de morte no seguimento desses pacientes. No diagnóstico diferencial do BDAS, deve-se lembrar de outras causas para o desvio do eixo à esquerda, como a sobrecarga ventricular esquerda (SVE) e o infarto inferior.

BLOQUEIO DIVISIONAL POSTEROINFERIOR ESQUERDO

O bloqueio ou atraso relativo na condução pelo fascículo posterior do ramo esquerdo irá provocar uma situação contrária à descrita no BDAS: a ativação inicial da região anterossuperior do VE é seguida pela ativação tardia da região posteroinferior dessa câmara, o que altera a sequência normal de despolarização ventricular, levando a características eletrocardiográficas antagônicas em relação às observadas no BDAS (Figura 26), com presença do padrão rS nas derivações esquerdas D1 e aVL (desvio do eixo para a direita, principal característica do BDPI) e morfologia qR nas derivações inferiores, com onda R em D3 maior do que a onda R em D2. Assim como no BDAS, a duração total do QRS não supera o limite de 120 ms, mas um aumento do tempo de ativação ventricular pode ser observado, principalmente nas derivações aVF, V5 e V6.

É mais raro em relação ao BDAS, fato atribuído a sua localização anatômica e a sua estrutura mais robusta, com prevalência estimada entre 0,1 e 0,6%, e pode estar igualmente associado às cardiopatias estruturais e à DAC. Seu prognóstico é incerto, já que não há estudos de seguimento de pacientes com bloqueio divisional posteroinferior esquerdo (BDPI), dada a raridade com que é encontrado nas populações analisadas. Devem ser considerados possíveis diagnósticos diferenciais para o desvio do eixo à direita, como a sobrecarga ventricular direita (SVD) e o infarto de parede lateral.

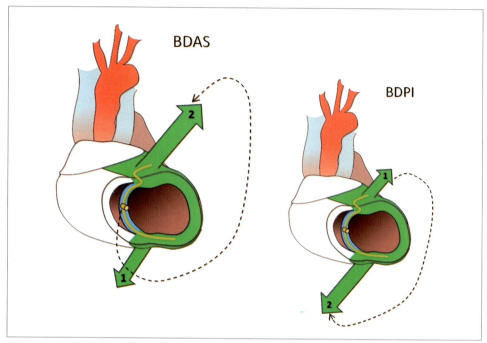

Figura 26 Comparação das alças de ativação ventricular no BDAS e BDPI, mostrando o desvio do eixo para a esquerda provocado pela ativação tardia da região anterossuperior no caso do BDAS, e o desvio para a direita em função da ativação tardia da região posteroinferior no BDPI.
BDAS: bloqueio divisional anterossuperior esquerdo; BDPI: bloqueio divisional posteroinferior esquerdo.

BLOQUEIO DIVISIONAL ANTEROMEDIAL ESQUERDO

O bloqueio de uma terceira ramificação do ramo esquerdo, o fascículo anteromedial, leva a uma ativação anormal de regiões do septo e anteriores do VE, manifestando-se eletrocardiograficamente pela presença de ondas Q em V1 e V2, expressão da perda da ativação normal do septo da esquerda para a direita, além de forças anteriores proeminentes, com ondas R proeminentes desde V1 e crescendo para as derivações intermediárias, com posterior redução de amplitude até V6. Habitualmente não provoca o desvio do eixo no plano frontal e, analogamente aos outros bloqueios divisionais, não leva a um aumento expressivo da duração total do complexo QRS. Deve-se atentar para possíveis diagnósticos diferenciais com manifestação eletrocardiográfica semelhante ao bloqueio divisional anteromedial esquerdo (BDAM), como a hipertrofia septal e a SVD, que também geram anteriorização das forças elétricas no plano horizontal.

BLOQUEIOS DIVISIONAIS DO RAMO DIREITO

Eventuais atrasos ou bloqueios na condução pelas ramificações do ramo direito podem também se expressar eletrocardiograficamente com características semelhantes às dos bloqueios fasciculares do ramo esquerdo: não há prolongamento na duração do complexo QRS acima dos limites da normalidade, manifestando-se por meio de mudanças em sua morfologia, em função da ativação mais tardia de regiões do VD, com eventual desvio do eixo do QRS.

Também são denominados "atraso final da condução" ou "distúrbio de condução do ramo direito", e são considerados variantes da normalidade, ao contrário dos bloqueios fasciculares do ramo esquerdo, que trazem consigo associação com doença cardíaca estrutural. Seu reconhecimento é importante, pois podem ser confundidos com outros achados com maior relevância clínica, como o os próprios bloqueios fasciculares do ramo esquerdo, além de sobrecargas ventriculares e áreas eletricamente inativas. Podem ser classificados em dois subtipos, conforme os aspectos eletrocardiográficos presentes:

- Bloqueio divisional superior direito: pode ser reconhecido pela presença de complexos QRS predominantemente negativos nas derivações inferiores (D2, D3 e aVF), diferenciando-se do BDAS pela presença de onda S em D2 maior do que a onda S em D3. Pode também se manifestar pela presença de onda S em D1, D2 e D3, padrão de desvio extremo do eixo (além de +180º).
- Bloqueio divisional inferior direito: caracteriza-se pelo desvio do eixo para a direita, com ondas S em D1 e complexos predominantemente positivos em D2 e D3, diferenciando-se do BDPI pela presença de onda R em D2 maior do que a onda R em D3, e com magnitude que geralmente não supera os 15 mm.

A presença de ondas R em aVR, assim como a de ondas S em V5 e V6, é marca da ativação atrasada e direcionada para a direita, e um achado em comum entre os subtipos de atraso final da condução (Figura 27). É comum também observarmos o padrão rSR' em V1 simultaneamente às demais características dos bloqueios divisionais direitos descritas; na impossibilidade de distinguir um subtipo específico, o termo atraso final da condução deve ser genericamente utilizado.

Vimos que os distúrbios da condução pelas ramificações do ramo esquerdo ou direito têm em comum a propriedade de desviar o eixo do QRS sem, no entanto, prolongar sua duração além dos limites da normalidade, por afetarem apenas parte da despolarização de uma das duas câmaras. Quando o bloqueio afeta um desses dois ramos principais, entretanto, a ativação atrasada de um ventrículo em relação ao outro irá provocar o alargamento do complexo QRS, que supera os 120 ms de duração, condição essencial para o diagnóstico dos bloqueios de ramo direito e esquerdo, que discutiremos a seguir.

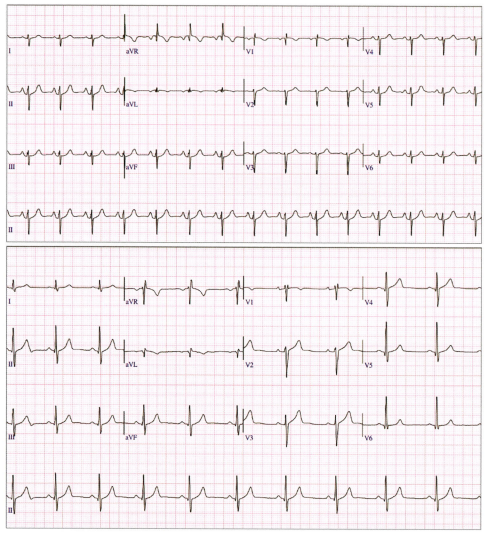

Figura 27 Dois exemplos de atraso final da condução: acima, o bloqueio divisional superior direito, com padrão S1S2S3; abaixo, o bloqueio divisional inferior direito, com padrão S1R2R3, sendo R2 > R3. Observe que nos dois casos está presente o padrão trifásico rSR' em V1.

BLOQUEIO DE RAMO DIREITO

O bloqueio de ramo direito (BRD) é um achado mais prevalente na população geral se comparado aos bloqueios fasciculares do ramo esquerdo discutidos anteriormente, e sua incidência aumenta com a idade, podendo chegar a mais de 11% em pessoas acima dos 80 anos. Sua associação com doença cardíaca é variável, sendo frequentemente encontrado em indivíduos sem cardiopatia estrutural evidente. O prejuízo na condução pelo ramo direito resulta em uma ativação lenta e tardia do VD, já que a propagação do impulso não se vale do sistema de condução e de suas propriedades de condução rápida e ampla rede de distribuição, sendo conduzido célula a célula através do músculo cardíaco. Assim, a ativação do VD se dissocia da ativação do VE, e passa a não ser "ofuscada", do ponto de vista eletrocardiográfico, pela dominância das forças elétricas de ativação do VE, o que normalmente ocorre na sequência normal de despolarização ventricular (Figura 28).

A morfologia da porção inicial do complexo QRS é preservada, pois resulta da ativação do septo interventricular e da parede livre do VE pelo ramo esquerdo, de maneira que o BRD se expressa na porção final do QRS, com surgimento de ondas R' em V1 e ondas S nas derivações esquerdas (D1, aVL, V5 e V6), que refletem o vetor da ativação tardia do VD orientado para a direita e para a frente (Figuras 29 e 30).

De maneira geral o BRD não provoca o desvio do eixo no plano frontal a não ser quando acompanhado de outros distúrbios de condução, como os bloqueios fasciculares do ramo esquerdo (Figura 31).

Com relação ao prognóstico, há controvérsia na literatura sobre a associação do BRD com risco aumentado de morte ou de eventos cardiovasculares, particularmente em indivíduos sem doença cardíaca estabelecida. Porém, quando combinado aos bloqueios fasciculares do ramo esquerdo, ou na presença de doença cardíaca estrutural, essa associação com maior risco de desfechos adversos se torna mais evidente. Na Figura 32 estão resumidos os critérios eletrocardiográficos para diagnóstico do BDR e bloqueios divisionais do ramo direito.

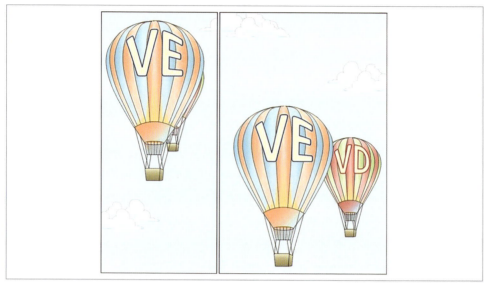

Figura 28 A despolarização do VD normalmente não tem expressão eletrocardiográfica, pois é ofuscada pelas forças elétricas dominantes do VE (fenômeno representado pelos balões sobrepostos, à esquerda). No bloqueio de ramo direito, a despolarização dessas duas câmaras se dissocia uma da outra, não ocorrendo mais de maneira simultânea (balões separados, à direita), o que permite que os vetores da ativação do VD passem a ser representados no eletrocardiograma.

VD: ventrículo direito; VE: ventrículo esquerdo.

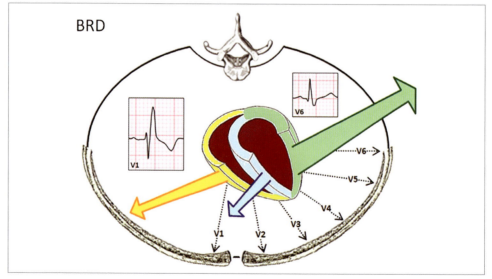

Figura 29 Vetores da despolarização ventricular, no plano horizontal, na vigência de BRD, e as morfologias de QRS observadas em diferentes derivações. Observe como os vetores iniciais do septo e do VE (azul e verde, respectivamente) estão preservados em relação à sequência normal de despolarização (vista na Figura 18), com surgimento de um vetor orientado para a direita e para a frente, correspondente à ativação tardia do VD.

BRD: bloqueio de ramo direito; VD: ventrículo direito; VE: ventrículo esquerdo.

Seção 1 Princípios do ECG 39

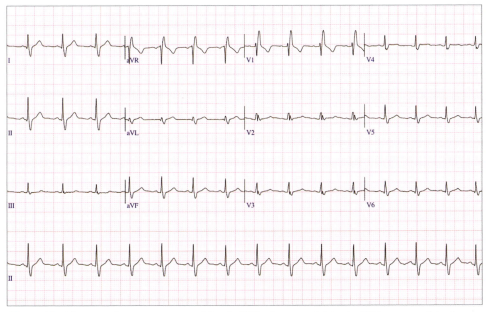

Figura 30 Eletrocardiograma com padrão de BRD; observe o início do QRS com morfologia preservada e vetores da ativação tardia do VD gerando ondas R' em V1 e V2 e ondas S nas derivações esquerdas.
BRD: bloqueio de ramo direito; VD: ventrículo esquerdo.

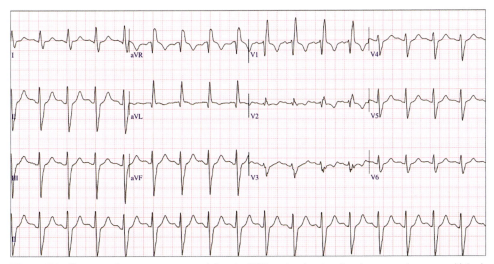

Figura 31 Eletrocardiograma com padrão de BRD e desvio do eixo à esquerda, secundário à presença de BDAS.
BDAS: bloqueio divisional anterossuperior esquerdo; BRD: bloqueio de ramo direito.

BRD	Atraso final da condução	
	Bloqueio divisional superior direito	Bloqueio divisional inferior direito
Duração QRS ≥ 120 ms	**Duração QRS < 120 ms**	
Ondas S empastadas em D1, aVL, V5 e V6 Morfologia qR em aVR, com R empastado Morfologia rSR' ou rsR' em V1, com R' empastado Eixo elétrico de QRS variável, tendendo para a direita Onda T assimétrica em oposição ao retardo final de QRS	Morfologia rS em D2, D3 e aVF, com S de D2 > S de D3 Morfologia rS em D1, com onda 2 > 2 mm Morfologia rS em D1, D2 e D3 com duração < 120 ms S empastado em V1-V2/V5-V6, ou rSr' em V1 e V2 Morfologia qR em aVR, com R empastado	Onda R de D2 > onda R de D3 Morfologia rS em D1 com duração < 120 ms Eixo elétrico de QRS no plano frontal orientado para a direita além de +90° S empastado em V1-V2/V5-V6, ou rSr' em V1 e V2 Morfologia qR em aVR, com R empastado

BRD: bloqueio de ramo direito.

Figura 32 Critérios eletrocardiográficos para diagnóstico do BRD e variantes do atraso final da condução.

BLOQUEIO DE RAMO ESQUERDO

O bloqueio de ramo esquerdo (BRE) é um achado incomum em indivíduos abaixo de 35 anos, e sua prevalência também aumenta com a faixa etária, chegando a 0,1% da população geral, o que varia conforme a casuística analisada. Existe maior associação do BRE com a presença de doença cardíaca quando comparado ao BRD, embora em até 10% dos pacientes com esse tipo de bloqueio não haja evidência de cardiopatia subjacente; em pacientes com insuficiência cardíaca, sua prevalência pode chegar a 33%. Da mesma forma, o significado prognóstico do BRE é mais bem estabelecido, mostrando associação com risco aumentado de morte e eventos cardiovasculares, particularmente em indivíduos com cardiopatia estrutural documentada.

No BRE, a ativação ventricular se dá inicialmente pelo ramo direito, fazendo com que o septo seja despolarizado da direita para a esquerda. Essa "reversão" no sentido da ativação septal irá eliminar as ondas "q" septais normalmente observadas nas derivações esquerdas (D1, aVL, V5 e V6), além de atenuar ou mesmo anular a onda "r" inicial característica da derivação V1. A partir daí, o restante da despolarização ventricular irá gerar um vetor orientado no sentido do ventrículo direito para o esquerdo, produzindo ondas R amplas nas derivações esquerdas e ondas S profundas nas precordiais direitas (Figura 33).

A condução lenta do estímulo através do VE faz com que a duração dessas ondas seja aumentada, adquirindo uma morfologia com base alargada e contornos entalhados, aspectos que refletem esse fenômeno de despolarização lenta e mais duradoura, provocando, consequentemente, o aumento na duração total do complexo QRS acima de 120 ms (Figura 34). A Figura 35 mostra as principais morfologias de QRS vistas no BRE.

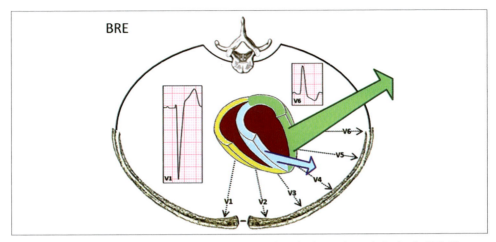

Figura 33 Vetores da despolarização ventricular, no plano horizontal, na vigência de BRE. Observe como o vetor inicial do septo (em azul) tem seu sentido invertido em relação ao habitual, agora voltado da direita para a esquerda. A partir daí, a despolarização lenta do VE gera um vetor no sentido dessa câmara, gerando ondas R em V6 e S em V1 alargadas, com duração do QRS acima de 120 ms.
BRE: bloqueio de ramo esquerdo; VE: ventrículo esquerdo.

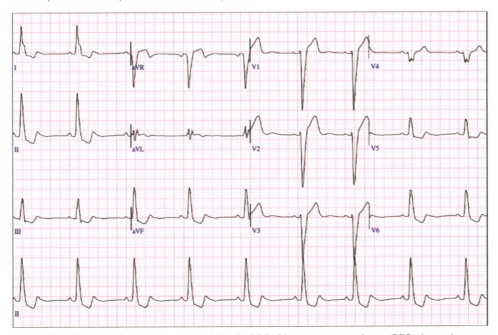

Figura 34 Eletrocardiograma com padrão de BRE. Observe os complexos QRS alargados com ondas R amplas nas derivações esquerdas e ondas S profundas nas precordiais direitas.
BRE: bloqueio de ramo esquerdo.

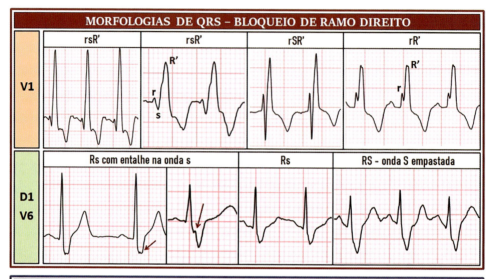

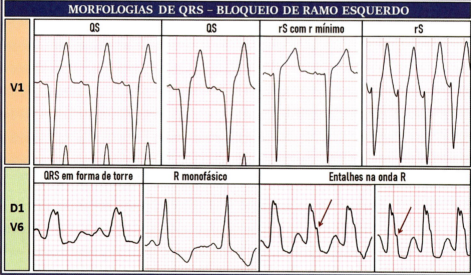

Figura 35 Os bloqueios de ramo possuem morfologias características nas derivações esquerdas (D1, aVL, V6) e direitas (V1 e V2), porém algumas variações dentro desse padrão podem ser encontradas. No BRD, o padrão trifásico presente em V1 pode apresentar diferentes amplitudes de onda, e a onda S empastada característica de D1 e V6 pode apresentar entalhes. Já no BRE, a morfologia predominantemente negativa em V1 pode vir acompanhada de ondas r embrionárias, pequenas ou mesmo ausentes; em D1 e V6 podem ser observados entalhes na onda R ou o padrão morfológico conhecido como "torre".

BRD: bloqueio de ramo direito; BRE: bloqueio de ramo esquerdo.

Uma característica eletrocardiográfica marcante do BRE e que tem impacto na prática clínica é a alteração secundária da repolarização ventricular que acompanha esse tipo de bloqueio. A onda T normalmente tem polaridade oposta à do complexo QRS (onda T e QRS discordantes), assim como o segmento ST, que aparece infradesnivelado nas derivações com QRS positivo (D1, aVL, V5 e V6) e supradesnivelado quando o QRS é negativo (V1 e V2), reflexo da repolarização antecipada do VD, com vetores voltados para a direita. Esses achados mascaram os sinais eletrocardiográficos de isquemia miocárdica presentes em uma síndrome coronariana aguda, dificultando o diagnóstico nesse contexto, e limitam também a avaliação de doença coronária crônica pelos métodos que utilizam o eletrocardiograma para análise de isquemia.

O BRD também compartilha essa característica, porém de maneira mais restrita, com as alterações da repolarização limitadas às derivações V1 a V4. Na Figura 36 estão resumidos os critérios eletrocardiográficos para diagnóstico do BRE e dos bloqueios fasciculares do ramo esquerdo.

Vimos que os bloqueios no sistema de condução, em suas diversas formas de apresentação, são capazes de induzir as mais variadas alterações tanto na morfologia quanto no eixo do complexo QRS, e devem ser lembrados sempre que encontrarmos padrões atípicos no eletrocardiograma. Entretanto, outra causa bastante comum para esse tipo de alteração é a troca na posição dos eletrodos, que apesar de simples acaba sendo uma armadilha na interpretação do ECG.

BRE	BDAS	BDAM	BDPI
Duração QRS ≥ 120 ms	Duração QRS < 120 ms		
Ausência de "q" em D1, aVL, V5 e V6 Ondas R alargadas e com entalhes em D1, aVL, V5 e V6 Crescimento lento de "r" de V1 a V3, podendo ocorrer QS Ondas S alargadas com entalhes em V1 e V2 Deflexão intrinsecoide em V5 e V6 ≥ 50 ms Eixo entre −30° e + 60° Depressão de ST em oposição ao retardo	Eixo QRS ≥ −45° rS em D2, D3 e aVF com S D3 > S D2 S de D3 > 15 mm Morfologia qR em D1 e aVL com deflexão intrinsecoide > 50 ms, ou qRs em D1 Morfologia Qr em aVL com R empastado Progressão lenta da onda r de V1 até V3 Ondas S de V4 a V6	Onda R ≥ 15 mm em V2 e V3 Onda R crescendo de V1 para V3 e diminuindo de V4 para V6 Salto de crescimento da onda "r" de V1 para V2 Ausência de desvio do eixo QRS Ondas T negativas de V1 a V3 Morfologia qR em V1 a V4	Eixo QRS > +90° Morfologia qR em D2, D3 e aVF com R3 > R2 e deflexão intrinsecoide > 50 ms R em D3 > 15 mm Progressão lenta de "r" de V1 a V3 Onda S de V2 a V6 Deflexão intrinsecoide ≥ 50 ms em aVF, V5 e V6

BDAM: bloqueio divisional anteriomedial esquerdo; BDAS: bloqueio divisional anterossuperior esquerdo; BDPI: bloqueio divisional posteroinferior esquerdo; BRE: bloqueio de ramo esquerdo.

Figura 36 Critérios eletrocardiográficos para diagnóstico do BRE e dos bloqueios fasciculares do ramo esquerdo.

TROCA DE ELETRODOS

A troca não intencional de eletrodos é um fenômeno frequente na realização do eletrocardiograma, com dados na literatura descrevendo incidência de até 4% nos diferentes cenários clínicos. Considerando que a troca pode envolver 2 ou mais dentre os 10 cabos utilizados na realização do eletrocardiograma de 12 derivações, obviamente teremos milhares de combinações possíveis. Entretanto, pela disposição sequencial dos cabos no aparelho, bem como sua demarcação por cores, grande parte das inversões nesse universo de possibilidades é improvável. Assim, a mais frequentemente observada é a inversão entre os eletrodos dos braços direito e esquerdo, sendo talvez a mais facilmente reconhecível: complexos P-QRS-T negativos em DI, com inversão entre as derivações D2/D3 e aVL/aVR, fazendo com que esta última adquira o característico padrão P-QRS-T positivos, ao contrário do aspecto habitual esperado nessa derivação (Figura 37). Isso acontece porque os eletrodos dos membros carregam consigo a origem e o destino das derivações do plano frontal, independentemente do

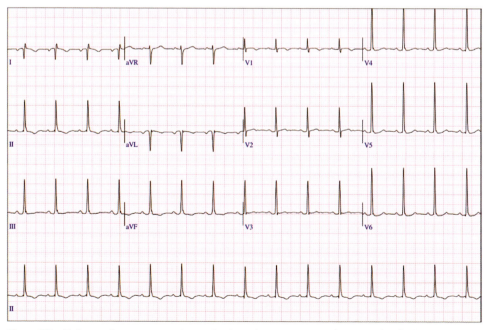

Figura 37 Eletrocardiograma com troca de eletrodos entre o membro superior direito e o esquerdo. Observe a inversão da polaridade das ondas P e T, além do complexo QRS, nas derivações D1 e aVL. A inversão entre as derivações D2 e D3 é de difícil reconhecimento, já que ambas possuem morfologia muito semelhante.

local onde forem colocados. Dessa maneira, o aparelho irá projetar na derivação D1 a sequência de despolarização cardíaca que é detectada do eletrodo vermelho para o amarelo, onde quer que eles estejam. Se forem colocados em posição invertida entre si, por exemplo, toda a sequência de ativação cardíaca será vista ao contrário da maneira como habitualmente é detectada, levando à inversão das ondas do eletrocardiograma.

Em outra situação, se mantivermos o eletrodo vermelho no braço direito, mas mudarmos o eletrodo amarelo para a perna esquerda, o aparelho irá interpretar como pertencente a D1 a despolarização que na verdade corresponde à registrada pela derivação D2 convencional. Observe que a troca de um eletrodo por outro não impacta somente nas características de uma das derivações do plano frontal, mas acaba também afetando diretamente as demais, incluindo as derivações aumentadas dos membros. Seguindo essa lógica da disposição dos eletrodos nos membros formando os polos positivo e negativo que darão origem às derivações do plano frontal, a eventual troca de cabos entre o braço direito e a perna esquerda levaria à inversão da polaridade da derivação D2, ao passo que a troca de eletrodos entre o braço esquerdo e a perna esquerda causaria a inversão da polaridade da derivação D3 (Figura 38).

Se utilizarmos esse raciocínio prático, movimentando os eletrodos e junto com eles os vetores das derivações, e comparando com o modelo do triângulo de Einthoven original, é possível deduzir os padrões eletrocardiográficos presentes nas mais variadas combinações de troca de eletrodos dos membros. É preciso destacar um importante diagnóstico diferencial para a troca de eletrodos a ser considerado nos casos que se apresentam com inversão da polaridade das ondas na derivação D1: a dextrocardia. O posicionamento do coração à direita dentro do tórax pode simular uma troca de eletrodos dos membros superiores, pois a ativação cardíaca se dirige no sentido contrário ao habitual. Para diferenciá-las, devemos analisar a morfologia dos complexos QRS no plano horizontal, que permanece inalterada na troca de eletrodos, enquanto na dextrocardia há uma progressão anormal das ondas R em direção às derivações esquerdas, em função do posicionamento contralateral do coração nesses casos (Figura 39).

Outro exemplo de possíveis dificuldades encontradas no diagnóstico de troca de eletrodos entre os membros superiores é mostrado nos traçados da Figura 40; observe como eventuais alterações do eixo do QRS presentes no traçado normal podem confundir o diagnóstico de troca de eletrodos, pois o padrão negativo das ondas nas derivações D1 e aVL, normalmente visto nesses casos, passa a ter outra configuração quando partimos de complexos predominantemente negativos desde o ECG basal.

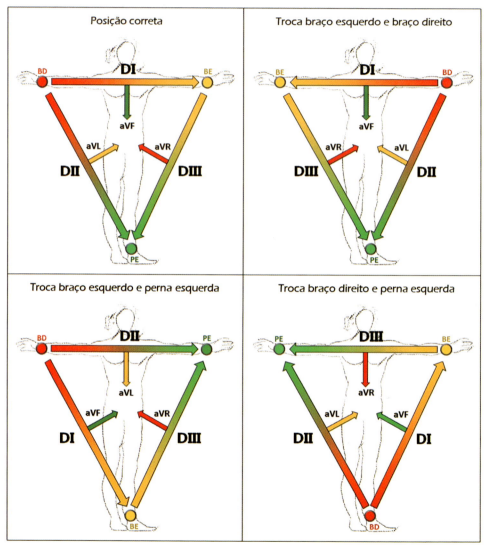

Figura 38 Os eletrodos dos membros carregam consigo a origem e o destino das derivações do plano frontal. Assim, o posicionamento incorreto dos eletrodos é capaz de provocar a inversão no sentido das derivações e/ou a troca de posição entre elas, alterando a morfologia do complexo QRS no plano frontal do eletrocardiograma. Observe, por exemplo, como a troca entre o eletrodo do braço direito e o da perna esquerda (quadrante inferior direito na ilustração acima) causa a troca de posição entre as derivações D1 e D3 e entre aVR e aVF, além de causar a inversão no sentido das derivações D1, D2 e D3.

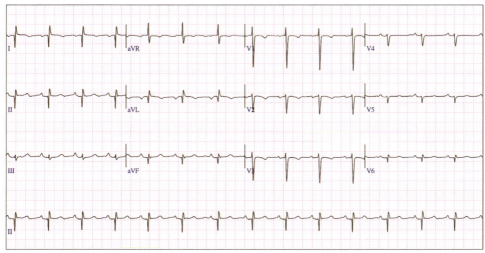

Figura 39 Eletrocardiograma de paciente com dextrocardia. Observe a inversão da polaridade nas derivações D1, aVL e avR, associada à alteração na progressão das ondas R no plano horizontal.

As trocas que envolvem o eletrodo neutro (normalmente posicionado na perna direita) não costumam passar despercebidas, pois levam à formação de uma linha isoelétrica em alguma das derivações, o que nos transmite a nítida impressão de que algo está errado. Quando a troca se dá pelo eletrodo do braço direito, a derivação afetada é D2; se a troca envolver o eletrodo do braço esquerdo, a derivação que fica com uma linha achatada é D3; e, se houver uma troca dos dois eletrodos dos membros superiores pelos dos membros inferiores, é a derivação D1 que ficará com uma linha isoelétrica ou um complexo QRS de mínima voltagem. Essa regra também vale para eventual troca entre o eletrodo neutro e alguma das derivações do plano horizontal.

Já no plano horizontal, a disposição de eletrodos unipolares ao redor do tórax nas posições correspondentes às derivações V1 a V6 faz com que, em uma eventual troca entre eles, apenas haja a inversão da morfologia e amplitude dos complexos P-QRS-T de uma derivação pela outra, que é relativamente de fácil reconhecimento, pois altera visualmente a progressão das ondas R e ondas S normalmente observada nesse plano (Figura 41).

Vimos até aqui a influência que a sequência de ativação elétrica dos ventrículos tem sobre a morfologia dos complexos QRS no eletrocardiograma, e como diversas condições anormais nesse processo podem determinar o desvio do eixo e a mudança na forma dos batimentos. Vimos também como o equilíbrio de forças entre o ventrículo direito e o esquerdo determinam as características básicas no aspecto morfológico dos complexos QRS, e como alterações nesse balanço também impactam nesse sentido.

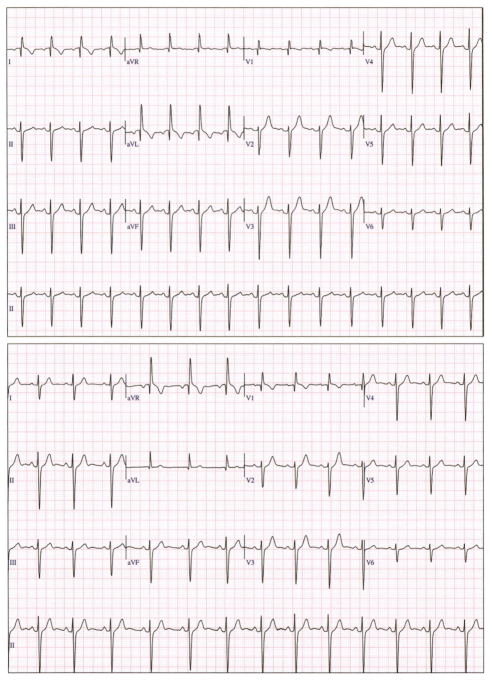

Figura 40 Outro exemplo de troca de eletrodos entre membros superiores (acima) e o mesmo ECG com derivações corrigidas (abaixo). Observe como a presença do atraso final da condução passou a simular um BDAS pela inversão entre D2 e D3, e a as ondas S em D1 viraram onda R, o que dificulta o reconhecimento imediato da troca de eletrodos nesse caso, quando comparado ao traçado da Figura 37.

BDAS: bloqueio divisional anterossuperior esquerdo.

Assim, uma condição patológica importante, capaz de provocar alterações marcantes no eletrocardiograma, e que deve ser lembrada no momento em que nos deparamos com traçados que mostram padrões anormais nos aspectos gerais dos complexos QRS, é a hipertrofia de um ou ambos os ventrículos, que, além de ser diagnosticada por meio do ECG, pode trazer impacto direto na interpretação desse exame.

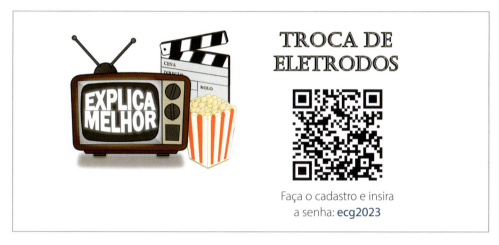

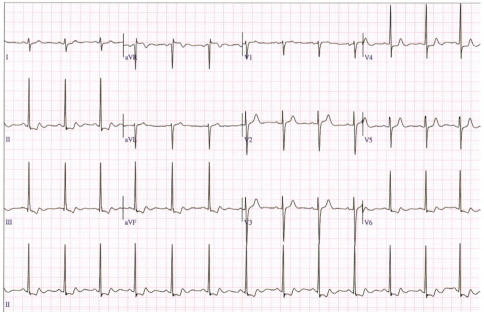

Figura 41 Exemplo de troca de eletrodos entre derivações do plano horizontal. Observe a mudança súbita no padrão de progressão das ondas R e S entre as derivações V4 e V5, acompanhada da perda de continuidade nas alterações isquêmicas do segmento ST presentes nesse caso.

SOBRECARGA VENTRICULAR ESQUERDA

O termo "sobrecarga ventricular" parece ser mais apropriado para uma definição mais ampla em relação ao termo "hipertrofia", pois muitas vezes os achados eletrocardiográficos típicos são encontrados na ausência de hipertrofia macroscópica do ventrículo, por exemplo, no contexto de sobrecarga volêmica e dilatação da câmara. Entretanto, os achados característicos no ECG, quando presentes, normalmente acompanham um quadro de hipertrofia muscular propriamente dita, e se manifestam tipicamente pelo aumento na voltagem dos complexos QRS nas derivações que enxergam o VE, resultado das frentes de ativação através de suas paredes espessadas. Esse aumento na espessura do miocárdio também pode provocar o alargamento do complexo QRS, geralmente abaixo do limite de normalidade de 120 ms, e o aumento do tempo de ativação ventricular (intervalo de ascensão da onda R desde seu início até seu pico), reflexo da maior demora para que o estímulo percorra seu trajeto através do músculo. Nesse cenário, é comum encontrarmos também entalhes nas ondas R ou S, em função de áreas de condução lenta e presença de fibrose que frequentemente acompanha quadros de hipertrofia ventricular.

Esse conjunto de alterações estruturais do ventrículo, associado ao remodelamento celular dos miócitos e ao desbalanço entre oferta e demanda de oxigênio no músculo hipertrofiado com consequente isquemia da camada subendocárdica, pode induzir alterações secundárias da repolarização ventricular, marcada pelo infradesnivelamento do segmento ST e inversão da onda T, padrão conhecido com *strain* (Figura 42).

Com esses conceitos em mente, podemos deduzir como a sobrecarga ventricular esquerda (SVE) irá se manifestar ao eletrocardiograma: aumento da amplitude e/ou da duração dos complexos QRS associado a alterações da repolarização ventricular, que basicamente definirão a maioria dos critérios utilizados para o diagnóstico dessa condição no ECG.

Em uma publicação no ano de 1949, Maurice Sokolow e Thomas Lyon compararam os achados eletrocardiográficos de 147 indivíduos com ECG basal "anormal" e condições clínicas que poderiam causar um aumento na tensão na parede do VE, como hipertensão arterial e estenose aórtica, com os registros de um grupo controle de indivíduos saudáveis. O estudo excluiu pacientes com bloqueio de ramo e presença de ondas Q patológicas, e destacou alguns achados eletrocardiográficos encontrados nos casos de hipertrofia ventricular esquerda (HVE): a depressão do segmento ST com inversão assimétrica da onda T, o aumento do tempo de ativação ventricular nas derivações V5 e V6 acima de 50 ms, e as anormalidades da voltagem dos complexos QRS, com ênfase nos valores maiores que 35 mm para a soma da amplitude da

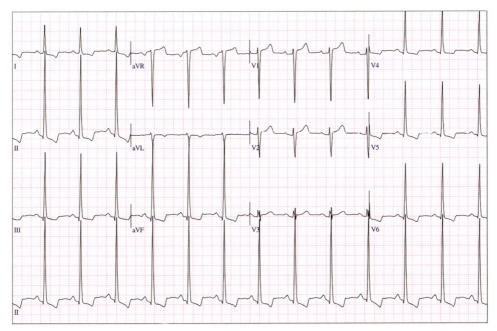

Figura 42 ECG com características típicas de SVE: aumento da voltagem e duração dos complexos QRS, com padrão de repolarização do tipo *strain*.
SVE: sobrecarga ventricular esquerda.

onda R em V5 ou V6 com a amplitude da onda S em V1, e para os valores acima de 10 mm na amplitude da onda R em aVL.

Em 1985, um estudo identificou uma melhor capacidade de detecção da HVE quando os critérios eletrocardiográficos de voltagem eram estratificados conforme o sexo do paciente: em homens, quando a soma da voltagem da onda R em aVL e da onda S em V3 era maior que 28 mm, e em mulheres quando o resultado era maior que 20 mm, com sensibilidade de 41% e especificidade de 90% (escore de Cornell).

Um estudo publicado em 1981 que avaliou a acurácia dos critérios eletrocardiográficos de Romhilt-Estes e Sokolow-Lyon, estabelecendo como padrão ouro o valor da massa ventricular esquerda obtida por meio da autópsia, identificou uma baixa sensibilidade para presença de HVE (50 e 21%, respectivamente), porém com uma especificidade elevada em ambos os critérios (95%).

Antes disso, em 1969, uma publicação de Donald Romhilt criticava a perda de especificidade na avaliação de HVE pelo ECG quando utilizados critérios de voltagem exclusivos, identificando taxas de falso-positivos entre 10,5 e 14,5%, ao correlacionar 33 diferentes critérios eletrocardiográficos de HVE com achados de autópsia; valores ainda menores de especificidade já haviam sido demonstrados para o uso de critérios de voltagem em indivíduos com menos de 30 anos de idade. Nesse estudo, a especificidade do critério de Sokolow-Lyon era reduzida de 95 para 89% quando se adotava um valor de corte de 30 mm para a soma da voltagem da onda R de V5 ou V6 com a da onda S em V1, no intuito de elevar a sensibilidade desse critério, sugerindo o uso de escores que levam em consideração outras variáveis além da voltagem exclusivamente, para obter uma menor taxa de falso-positivos. Um ano antes, em 1968, os autores Donald Romhilt e Harvey Estes propuseram um escore de pontos na avaliação da hipertrofia ventricular pelo ECG, também utilizando dados de autópsia como comparação, e envolvendo variáveis como o desvio do eixo do QRS para a esquerda, a presença do padrão de *strain* e a sobrecarga atrial esquerda (SAE), obtendo maior acurácia nesse sistema de pontos, com sensibilidade de 60% e especificidade de 97%. A Figura 43 resume os principais critérios utilizados para diagnóstico eletrocardiográfico de SVE.

Critérios eletrocardiográficos para definição de SVE

Escore de Romhilt-Estes

3 pontos

Onda R ou S ≥ 20 mm no plano frontal ou ≥ 30 mm no plano horizontal
Índice de Morris (fase negativa onda P em V1 ≥ 1 mm²)
Padrão *strain* sem uso de digitálico

2 pontos

Desvio do eixo QRS além de −30°

1 ponto

Duração QRS ≥ 90 ms sem morfologia de bloqueio de ramo
Tempo de ativação ventricular ≥ 50 ms em V5 ou V6
Padrão *strain* com uso de digitálico

Total ≥ 5 pontos = SVE	**Total 4 pontos = provável SVE**

Índice de Sokolow-Lyon

Onda S em V1 + onda R em V5/V6	> 35 mm > 40 mm em jovens

Índice de Cornell

Onda R em aVL + onda S em V3	> 28 mm em homens > 20 mm em mulheres

Índice de Peguero-Lo Presti

Maior onda S do ECT + onda S de V4	≥ 28 mm em homens ≥ 23 mm em mulheres

Figura 43 Resumo dos principais critérios eletrocardiográficos de SVE, que levam em consideração, essencialmente, parâmetros de voltagem e duração e dos complexos QRS.

SVE: sobrecarga ventricular esquerda.

Na presença de BRE, um estudo mostrou baixa acurácia dos critérios eletrocardiográficos para detecção de HVE: os critérios que obtiveram os valores de sensibilidade mais elevados em contrapartida apresentavam especificidade muito baixa, e vice-versa (Figuras 44 e 45).

Os critérios de voltagem isoladamente também se mostraram pouco específicos em indivíduos com menos de 35 anos. Nessa população, é comum encontrarmos complexos QRS com grande amplitude na ausência de cardiopatia estrutural e hipertrofia ventricular, característica ainda mais pronunciada em indivíduos com biótipo longilíneo; por isso é preciso cautela ao atribuir o diagnóstico de SVE em pessoas com esse perfil, com base apenas em critérios de voltagem. Obviamente, a presença de outros achados anormais nesse contexto, como alterações da repolarização, deve

Diagnóstico eletrocardiográfico de SVE em associação com BRE
▪ Onda R em aVL > 11 mm
▪ Ondas S em V2 > 30 mm e em V3 > 25 mm
▪ Índice de Sokolow-Lyon ≥ 35 mm
▪ Eixo QRS além de –40°
▪ Duração QRS > 150 ms
▪ Presença de sobrecarga do átrio esquerdo

Figura 44 Sinais eletrocardiográficos que permitem inferir a presença de SVE mesmo na vigência de BRE.
BRE: bloqueio de ramo esquerdo; SVE: sobrecarga ventricular esquerda.

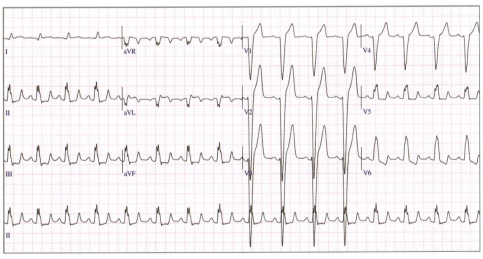

Figura 45 Eletrocardiograma de paciente com BRE, no qual se conseguem identificar características que sugerem a presença concomitante de SVE, mesmo na vigência do distúrbio de condução intraventricular.
BRE: bloqueio de ramo esquerdo; SVE: sobrecarga ventricular esquerda.

chamar a atenção para a presença de sobrecarga ventricular, mesmo em pacientes jovens sem antecedentes patológicos (Figura 46).

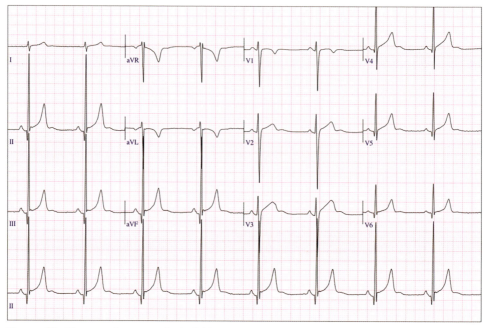

Figura 46 Eletrocardiograma de indivíduo jovem e longilíneo, sem anormalidades cardíacas, evidenciando o aumento da voltagem dos complexos QRS sem, entretanto, outros achados que estejam relacionados à SVE.

SVE: sobrecarga ventricular esquerda.

O ELETROCARDIOGRAMA NA CARDIOMIOPATIA HIPERTRÓFICA

Vimos que o eletrocardiograma é uma ferramenta capaz de direcionar o diagnóstico de SVE, e por isso tem papel fundamental no rastreamento de uma doença que cursa com hipertrofia ventricular e que tem grande impacto clínico, apesar de muitas vezes evoluir de forma assintomática em suas fases iniciais: a cardiomiopatia hipertrófica (CMH). Essa é a doença cardíaca geneticamente mediada mais comum no mundo, com uma prevalência estimada de 1 a cada 500 pessoas; a baixa frequência desses pacientes na prática clínica diária sugere que a maioria dos casos possa estar subdiagnosticada.

Mutações nos genes que codificam o sarcômero cardíaco determinam a expressão fenotípica da doença, marcada pela hipertrofia miocárdica sem dilatação ventricular, na ausência de outras condições que também cursem com hipertrofia ventricular (p. ex., hipertensão arterial sistêmica e estenose da valva aórtica). O fato de ter se tornado a causa mais comum de morte súbita em jovens, incluindo os atletas, aumentou a atenção voltada para essa patologia, bem como estimulou o rastreio na população geral e a busca por identificar variáveis com valor prognóstico e fatores de risco para evolução desfavorável. Nesse cenário, o ecocardiograma bidimensional e a ressonância magnética cardíaca são os exames capazes de fazer o diagnóstico, mas o eletrocardiograma de repouso e o teste ergométrico aparecem como ferramentas que podem levar à suspeita em indivíduos assintomáticos e fornecer informações prognósticas nos pacientes já em acompanhamento.

O eletrocardiograma de 12 derivações é alterado em cerca de 90% dos portadores de CMH, tornando-se útil no rastreio de indivíduos assintomáticos ou de familiares de casos. Não existem achados eletrocardiográficos específicos da doença, mas é comum encontrarmos sinais de hipertrofia ventricular por critérios de voltagem, presença de ondas Q patológicas (duração > 40 ms ou voltagem > 25% da onda R) secundárias a fibrose miocárdica ou hipertrofia septal, sinais de sobrecarga de átrio esquerdo relacionada à disfunção diastólica do VE, forças septais proeminentes com aumento de onda R nas derivações precordiais direitas, alterações da repolarização ventricular que por vezes adquirem um aspecto bizarro, além dos distúrbios da condução intraventricular e das arritmias, que podem ser supraventriculares ou ventriculares com complexidade variada, incluindo a possibilidade de FA (Figura 47).

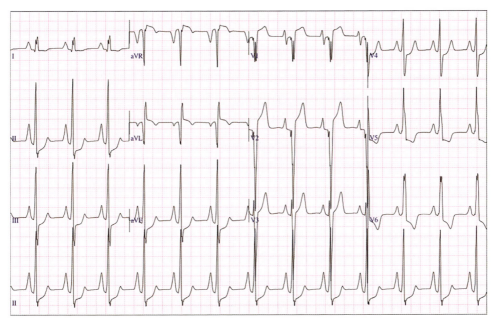

Figura 47 Exemplo de eletrocardiograma obtido em um paciente com CMH. Além do aumento da voltagem, observa-se fragmentação dos complexos QRS, com sinais de sobrecarga biatrial e alterações exuberantes da repolarização ventricular.
CMH: cardiomiopatia hipertrófica.

SOBRECARGA VENTRICULAR DIREITA

A dominância que as forças elétricas da despolarização do VE exercem sobre as forças do ventrículo direito fazem com que a expressão eletrocardiográfica da ativação dessa câmara seja ofuscada e consequentemente imperceptível em uma situação normal. Vimos que no BRD a dissociação que ocorre entre a despolarização dos ventrículos permite que os vetores da ativação do VD sejam representados no eletrocardiograma, por meio de ondas R nas derivações precordiais direitas e ondas S nas derivações esquerdas, reflexo da ativação tardia do VD voltada para a frente e para a direita.

No contexto de sobrecarga do VD, particularmente quando acompanhada de hipertrofia dessa câmara, o equilíbrio de forças com o VE passa a ser menos desbalanceado, e a ativação do VD passa a ter maior expressão eletrocardiográfica, com um padrão que se assemelha ao encontrado no BRD: forças proeminentes para a frente e para a direita, respeitando a posição anatômica dessa câmara, manifestando-se através de ondas R amplas nas derivações precordiais direitas V1 e V2, e ondas S profundas nas derivações opostas V5 e V6.

O desvio do eixo para a direita e a presença concomitante de alterações da repolarização ventricular nesse território (padrão *strain*) tornam o diagnóstico de sobrecarga ventricular direita (SVD) mais provável, no diferencial com outras condições que também se manifestam com ondas positivas proeminentes nas derivações direitas, como a hipertrofia do septo interventricular, o bloqueio divisional anteromedial do ramo esquerdo e o infarto de parede posterior (Figura 48). A Figura 49 resume alguns dos critérios eletrocardiográficos para SVD.

É interessante destacar que a morfologia qR ou qRs em V1, mostrada na Figura 46, é um sinal bastante específico de SVD e correlaciona-se com sobrecarga sistólica e aumento da pressão nessa câmara. Já o padrão trifásico relaciona-se à sobrecarga diastólica e ao aumento do volume intracavitário. Além disso, o padrão morfológico dos complexos QRS é por vezes muito semelhante ao observado no BRD, que, aliás, frequentemente acompanha quadros de SVD, dada a relação anatômica que existe entre essas estruturas, compartilhando a vulnerabilidade aos processos fisiopatológicos que acometem essa região específica, como as cardiopatias congênitas, as doenças das valvas tricúspide e pulmonar, e as pneumopatias que cursam com hipertensão arterial pulmonar (Figura 50).

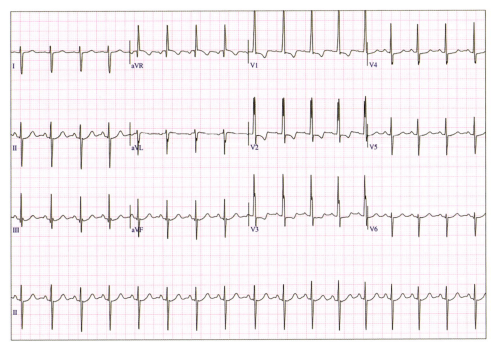

Figura 48 Exemplo de eletrocardiograma com critérios para SVD; observe as ondas R proeminentes em V1 e V2 e as ondas S profundas em V5 e V6, além do eixo desviado para a direita e do padrão *strain* nas precordiais direitas.

SVD: sobrecarga ventricular direita.

Critérios eletrocardiográficos para definição de SVD
Eixo elétrico no plano frontal desviado à direita além de +110°
Ondas R de grande amplitude em V1/V2 e ondas S profundas em V5/V6
Morfologia qR ou qRs em V1 (ou V1 e V2)
Padrão trifásico (rsR') nas precordiais direitas V1 e V2, com onda R ampla
Padrão *strain* nas precordiais direitas (V1, V2 e, às vezes, V3)
Onda R em V1+ onda S em V5 ou V6 > 10,5 mm, associado ao desvio do eixo à direita além de 120° (critério de Seattle)

Figura 49 Resumo dos principais critérios eletrocardiográficos para diagnóstico de SVD.

SVD: sobrecarga ventricular direita.

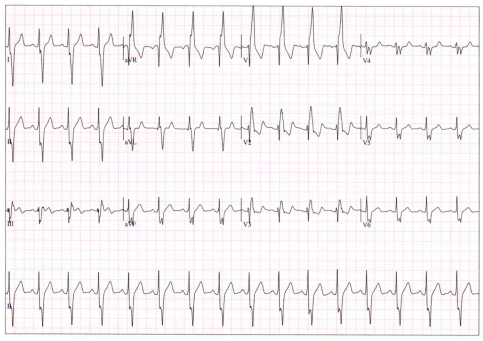

Figura 50 Exemplo de eletrocardiograma com critérios para SVD associada ao BRD, mostrando a duração aumentada dos complexos QRS e padrão trifásico nas precordiais direitas.
BRD: bloqueio de ramo direito; SVD: sobrecarga ventricular direita.

SOBRECARGA BIVENTRICULAR

A presença simultânea de sobrecarga dos ventrículos direito e esquerdo normalmente se manifesta no eletrocardiograma como uma combinação das alterações encontradas nas duas condições: desvio do eixo para a direita associado aos critérios de voltagem para SVE, com ondas R proeminentes nas derivações V1 e V2 e alterações secundárias da repolarização ventricular, conforme mostrado nos exemplos anteriores. O fenômeno chamado de "Katz-Wachtel" descreve um achado eletrocardiográfico típico da sobrecarga biventricular: presença de complexos QRS isodifásicos (do tipo R/S) com grande voltagem, geralmente superando os 50 mm no total, observados nas derivações precordiais intermediárias V2 a V4 (Figura 51).

Uma estratégia interessante no momento da interpretação de traçados com alterações suspeitas para a presença de sobrecarga ventricular é buscarmos sempre uma associação de diferentes critérios em conjunto, aumentando assim a especificidade para o diagnóstico dessa condição (Figura 52).

Seção 1 Princípios do ECG 59

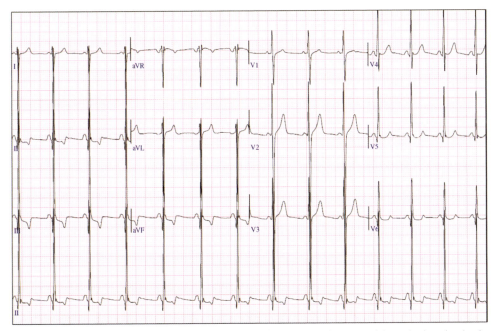

Figura 51 Exemplo de eletrocardiograma com critérios para sobrecarga biventricular: desvio do eixo para a direita, com ondas R amplas em V1, alterações da repolarização e fenômeno de Katz--Watchel.

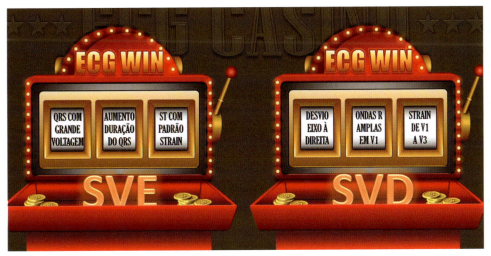

Figura 52 O uso de diferentes critérios combinados aumenta a acurácia para o diagnóstico das sobrecargas ventriculares diante de alterações suspeitas no eletrocardiograma.

Ao contrário do padrão observado na sobrecarga ventricular, a redução na amplitude dos complexos QRS caracteriza a baixa voltagem, quando igual ou menor do que 5 mm no plano frontal ou 10 mm no plano horizontal, e pode ser encontrada em condições que aumentam a interposição de conteúdo entre o coração e os eletrodos, como a obesidade, o enfisema pulmonar, o derrame pleural e pericárdico, e também no hipotireoidismo e nas doenças infiltrativas do miocárdio (Figura 53).

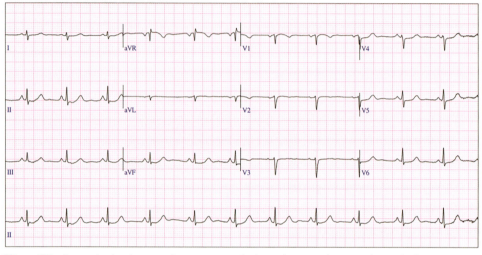

Figura 53 Exemplo de eletrocardiograma com baixa voltagem dos complexos QRS.

SEÇÃO 2
Arritmias cardíacas

Mecanismo fisiológico da ativação elétrica cardíaca, ritmo sinusal, sobrecargas atriais, ritmos ectópicos atriais, arritmias supraventriculares e ventriculares, bloqueios atrioventriculares

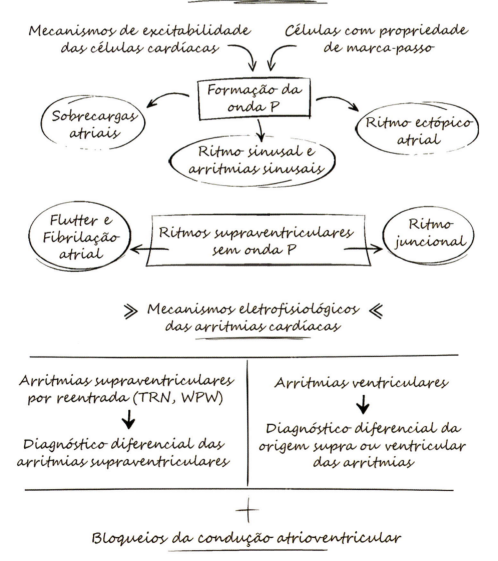

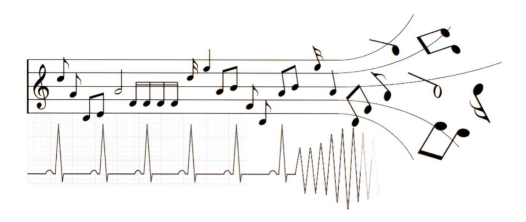

A contração coordenada das câmaras cardíacas e a eficiência do mecanismo de bomba dependem não apenas da integridade estrutural do coração e da capacidade contrátil do miocárdio, mas também do ritmo e da sincronia com que os fenômenos de contração e relaxamento acontecem. A ativação rítmica de átrios e ventrículos garante episódios periódicos de ejeção sanguínea com intervalos regulares entre si e com uma frequência que se adéque à demanda sistêmica momentânea; já a sincronia de ativação entre as câmaras é essencial para que o fluxo sanguíneo intracardíaco respeite as etapas de enchimento e esvaziamento próprias de cada fase desse ciclo.

Duas características fisiológicas próprias desse tecido são determinantes para garantir a viabilidade desse processo: a excitabilidade das células cardíacas e a função especializada de marca-passo de alguns subtipos celulares encontrados no coração. A excitabilidade faz com que as células possam ser ativadas por um estímulo externo a partir de um estado de repouso, desencadeando sua função primordial de contração; a propriedade de algumas células atuarem como marca-passo se refere ao potencial de iniciarem, de maneira autônoma, o estímulo elétrico que irá ativar as demais células com função contrátil. Discutiremos a seguir os pontos principais de cada uma delas, para embasar a compreensão dos mecanismos relacionados ao surgimento das arritmias cardíacas.

A EXCITABILIDADE DAS CÉLULAS CARDÍACAS

A diferença de voltagem que é mantida entre os lados interno e externo da membrana celular é o mecanismo responsável pela excitabilidade das células cardíacas aos estímulos elétricos que se propagam através do tecido. Nesse estado de repouso elas são descritas como "polarizadas", uma vez que há um gradiente transmembrana de cargas elétricas que resulta em uma diferença de potencial entre os compartimentos intra e extracelular. Essa diferença é obtida por meio de mecanismos de bombeamento ativo de cargas positivas para fora da célula, contra o gradiente de concentração, tornando o interior consequentemente mais negativo em relação ao meio extracelular. A bomba de sódio e potássio (Na^+/K^+-ATPase) tem certo protagonismo nesse processo de polarização da membrana, exteriorizando 3 íons Na^+ em troca de 2 íons K^+ e favorecendo assim o acúmulo de cargas positivas no lado de fora da célula, gerando uma diferença de potencial de cerca de −90 mV (Figura 1). Essa polarização da membrana celular a torna excitável aos estímulos despolarizantes, que desencadearão os mecanismos contráteis relacionados à sístole cardíaca.

A reversão da polarização da membrana celular ocorre mediante a entrada passiva dos íons de sódio a favor do gradiente de concentração, do meio extracelular para o intracelular, atenuando a diferença de cargas entre os lados da membrana, fenômeno chamado de "despolarização" (ou seja, reversão da polarização). A entrada maciça dos íons Na^+ se dá através de canais rápidos voltagem-dependentes, que se abrem quando a polaridade da membrana atinge um valor crítico, ao redor de −70 mV (chamado de "limiar de despolarização"). Esse gatilho de voltagem é alcançado quando o estímulo externo é grande o suficiente para despolarizar a célula desde seus valores de repouso mais negativos até a faixa de voltagem do limiar de despolarização. A partir daí, a reversão súbita na polaridade celular promove a liberação de íons cálcio armazenados no citoplasma, que irão se ligar às unidades contráteis da fibra muscular, proporcionando sua contração (Figuras 2 e 3).

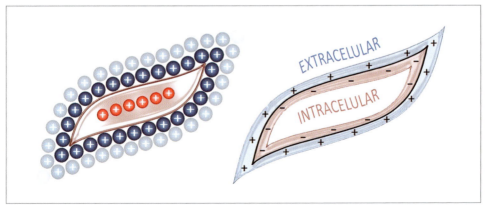

Figura 1 O acúmulo de cargas positivas no meio extracelular, mediante o bombeamento ativo de íons Na^+, gera uma diferença de voltagem na membrana com o interior mais negativo, tornando a célula "polarizada".

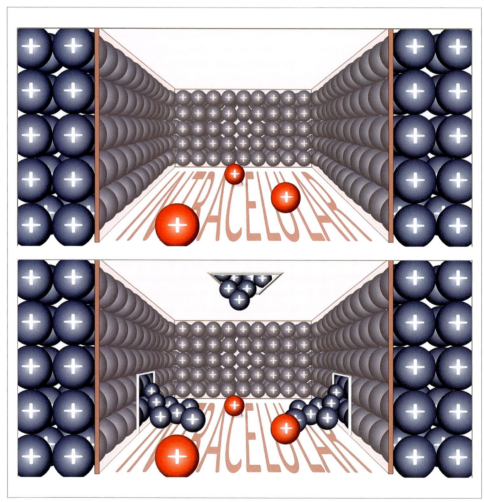

Figura 2 A polarização das células cardíacas é mantida pela maior concentração de cargas positivas no meio extracelular, mediante bombeamento ativo (acima). A abertura dos canais de sódio permite a entrada passiva desses íons a favor do gradiente, reduzindo a diferença de voltagem entre os lados da membrana, processo denominado "despolarização".

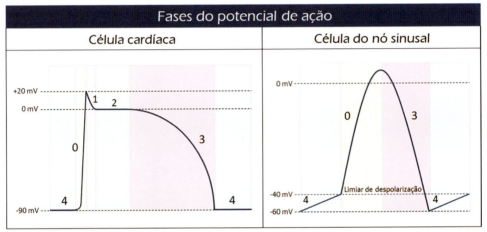

Figura 3 Representação dos potenciais de ação e suas fases, tanto nas células miocárdicas quanto nas células marca-passo do nó sinusal. A fase 4 corresponde ao potencial de repouso, que nas células do nó sinusal é menos negativo e sofre uma despolarização lenta espontânea até que se atinja o limiar de ativação dos canais rápidos de sódio. A fase 0 corresponde à despolarização celular, responsável pela formação do complexo QRS no ECG, em que a polaridade da membrana é elevada desde seus valores bem negativos ao repouso até valores pouco positivos. Ela é sucedida pelo processo de repolarização, iniciado na fase 1, na qual a polaridade da membrana é levada a 0 mV pelo fechamento dos canais de sódio e abertura de canais de potássio, correspondendo ao ponto J, que marca o final do complexo QRS. A seguir, é iniciada a fase de platô (fase 2), na qual o potencial elétrico se mantém em 0 mV em função de correntes contrárias de íons positivos (saída de potássio e entrada de cálcio), inscrevendo o segmento ST no ECG. A fase 3 é chamada de repolarização rápida, representada pela onda T, sendo mediada pela saída de potássio da célula e interrupção da entrada de cálcio, trazendo novamente o potencial de membrana até valores bastante negativos. A partir daí mantém-se o estado de repouso até que um novo estímulo despolarize a célula, correspondendo à linha isoelétrica entre a onda T e o próximo complexo QRS. Observe que na célula marca-passo a repolarização segue a etapa de despolarização sem as fases de platô, encurtando a duração do potencial de ação.

CÉLULAS COM PROPRIEDADES DE MARCA-PASSO

Alguns subtipos de células encontradas no coração têm a capacidade de se despolarizar de maneira autônoma, sem a necessidade de que um estímulo externo desencadeie esse fenômeno, ditando o ritmo cardíaco e recebendo por isso a denominação de células "marca-passo". Assim, surge delas o estímulo necessário para iniciar a despolarização em todas as outras células, em uma espécie de reação em cadeia, percorrendo e ativando o miocárdio em toda a sua extensão. Potenciais de membrana menos negativos ao repouso e a presença de canais iônicos com abertura estimulada pela hiperpolarização explicam em parte a automaticidade observada nesse grupo de células, nas quais o limiar de despolarização é alcançado graças a uma despolarização lenta inicial proporcionada por canais de sódio que se abrem em reposta à hiperpolarização da célula até valores bem negativos, reduzindo então a voltagem gradualmente desde os valores encontrados ao repouso (ao redor de –60 mV) até que se atinja o limiar de despolarização, que desencadeia a abertura dos canais rápidos de sódio voltagem-dependentes e consequentemente a despolarização celular. Do ponto de vista anatômico, há uma concentração de células com essa característica no nó sinusal, fazendo dele uma "central de controle" do ritmo cardíaco.

DESPOLARIZAÇÃO ATRIAL E A FORMAÇÃO DA ONDA P

O nó sinusal, também chamado de nó sinoatrial, detém o comando do ritmo cardíaco em função das propriedades de marca-passo das células que compõem essa estrutura de cerca de 1 cm de comprimento por 2 mm de largura localizada na região alta do átrio direito. É densamente inervado por fibras tanto do sistema nervoso autônomo simpático quanto do parassimpático, que influenciarão diretamente a frequência cardíaca (FC) por meio da ação adrenérgica e colinérgica, respectivamente. Em função de sua localização anatômica, os impulsos que surgem no nó sinusal despolarizam inicialmente as células do átrio direito por contiguidade, propagando-se em direção ao vizinho átrio esquerdo e em direção à junção atrioventricular (AV) localizada inferiormente.

A ativação do músculo atrial é representada no eletrocardiograma pela onda P, uma inscrição de contornos curvos com baixa voltagem (até 0,25 mV, ou 2 quadradinhos e meio na vertical) e curta duração (até 120 ms, ou 3 quadradinhos na horizontal). Como é resultado da sobreposição da ativação dos dois átrios, pode apresentar um aspecto bífido, ou seja, bipartido, em função da despolarização mais tardia do átrio esquerdo em relação ao direito. A polaridade da onda P, positiva ou negativa, sob a perspectiva das diferentes derivações do ECG, segue as mesmas regras vetoriais que foram discutidas para o complexo QRS: o deslocamento da frente de ativação de cima para baixo e da direita para a esquerda gera um vetor resultante localizado a cerca de +60° no plano frontal, fazendo com a onda P seja positiva nas derivações inferiores D2 e aVF e nas derivações esquerdas D1 e aVL. No plano horizontal, a ativação inicial do átrio direito gera um vetor voltado para a frente, dirigindo-se na sequência para a região posterior na direção do átrio esquerdo, localizado anatomicamente mais atrás. Isso faz com que a onda P adquira um aspecto bifásico na derivação V1, com uma porção negativa que não ultrapassa 0,1 mV (1 quadradinho), e uma polaridade positiva nas derivações mais laterais. A propagação do impulso até os ventrículos (chamada de condução AV) é representada por uma linha isoelétrica que sucede a onda P (o segmento PR) e a conecta com o complexo QRS, resultante da ativação ventricular.

As alterações estruturais dos átrios, quando submetidos a sobrecarga de pressão e/ou de volume, podem se manifestar por meio de mudanças no aspecto habitual da onda P, tanto na forma quanto no tamanho, assim como o complexo QRS pode exibir alterações morfológicas no contexto das sobrecargas ventriculares. Discutiremos a seguir as manifestações eletrocardiográficas das sobrecargas atriais.

SOBRECARGA ATRIAL ESQUERDA

A ativação do átrio esquerdo normalmente fica representada na segunda metade da onda P, já que ela ocorre um pouco mais tardiamente em relação à despolarização do átrio direito (onde está localizado o nó sinusal) e que por isso se expressa em sua porção inicial. Uma dissociação mais evidente entre esses dois componentes da onda P, que correspondem à ativação de cada um dos átrios individualmente, fica mais evidente em uma condição chamada de bloqueio interatrial, onde a propagação do impulso do átrio direito para o átrio esquerdo, através de fibras conhecidas como "feixe de Bachmann", está lentificada. O aumento das dimensões do átrio esquerdo ou mesmo o aumento de sua massa se refletem no prolongamento da duração da onda P, acima de 120 ms, e, analogamente ao que ocorre no bloqueio interatrial, acentua o contorno de suas duas porções, gerando um aspecto de entalhe em sua morfologia, especialmente nas derivações inferiores, característica que lhe confere o nome de "P mitrale", pela associação que existe entre a estenose da valva mitral e a sobrecarga atrial esquerda (SAE).

Na derivação V1, o átrio esquerdo é representado pela fase negativa da onda P, logo, a SAE se manifesta como um aumento da área sob essa curva, acima de 1 mm², sinal conhecido como "índice de Morris", que é pouco sensível, porém bastante específico na correlação com alterações estruturais do átrio esquerdo em exames de imagem, ao contrário do aumento da duração da onda P, que é pouco específico apesar de muito sensível (Figuras 4 e 5). A identificação da SAE no eletrocardiograma

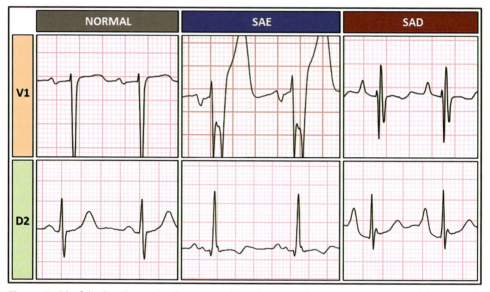

Figura 4 Morfologias das ondas P em uma situação normal e nas sobrecargas atriais, segundo as derivações V1 e D2. A morfologia bifásica normal em V1 dá lugar a uma fase negativa proeminente na SAE (índice de Morris) ou a uma porção positiva com maior amplitude na SAD. Em D2, há uma separação dos componentes atriais esquerdo e direito na SAE, com intervalo entre eles maior do que 40 ms, e um aumento na amplitude da onda P na SAD.

SAD: sobrecarga atrial direita; SAE: sobrecarga atrial esquerda.

Critérios eletrocardiográficos para SAE	Critérios eletrocardiográficos para SAD
Duração da onda P > 120 ms em D2	Amplitude da onda P > 0,25 mV em D2 (P *pulmonale*)
Entalhe na onda P com intervalo entre os componentes atriais esquerdo e direito > 40 m (P *mitrale*)	Porção inicial da onda P em V1 com amplitude > 0,15 mV
Área da fase negativa onda P em V1 > 1 mm² (índice de Morris)	Salto de amplitude da onda R de V1 para V2 (sinal de Peñaloza-Tranchesi)
Desvio do eixo elétrico da onda P entre −30° e −45°	Complexos QRS com morfologia qR em V1 (sinal de Sodi-Pallares)

Figura 5 Resumo dos principais critérios eletrocardiográficos para definição das sobrecargas atriais.
SAD: sobrecarga atrial direita; SAE: sobrecarga atrial esquerda.

é importante, pois essa condição normalmente acompanha quadros de cardiopatia estrutural, podendo sinalizar a presença de doença cardíaca subjacente. Além disso, indivíduos com SAE estão mais suscetíveis ao surgimento de arritmias atriais, particularmente a FA.

SOBRECARGA ATRIAL DIREITA

Com a ativação do átrio direito vinculada à metade inicial da onda P, a sobrecarga atrial direita se manifesta como um aumento da sua amplitude, geralmente acima de 0,25 mV na derivação D2, característica que lhe confere o nome de "P *pulmonale*", pela associação que existe entre patologias pulmonares e sobrecargas nas câmaras cardíacas direitas. Alterações na morfologia do complexo QRS nas derivações precordiais direitas podem indicar indiretamente a presença de sobrecarga atrial direita (SAD), como o aumento significativo de sua amplitude de V1 para V2 (sinal de Peñaloza-Tranchesi) e a presença de complexos com morfologia qR nessas derivações (sinal de Sodi-Pallares) – Figuras 4 e 5. Assim como na SAE, a presença de SAD é um achado anormal e que normalmente acompanha a SVD, além de refletir patologias que cursam com hipertensão arterial pulmonar ou que acometem as câmaras cardíacas esquerdas, gerando aumento de pressão retrogradamente.

Independentemente de sua morfologia, a presença da onda P é pré-requisito obrigatório para a definição do ritmo sinusal.

RITMO SINUSAL E ARRITMIA SINUSAL

O ritmo sinusal, por definição, caracteriza-se pela despolarização dos ventrículos a partir da despolarização dos átrios, que foi iniciada anteriormente por um estímulo originado no nó sinusal.

No eletrocardiograma, é reconhecido pela presença de ondas P que precedem os complexos QRS, com uma frequência que pode variar dentro de uma faixa de normalidade de 50 a 100 batimentos por minuto. Aliás, todo ritmo cuja frequência supere os 100 bpm é denominado taquicardia, e aqueles com frequências inferiores a 50 bpm são descritos como bradicardias. Além desses aspectos, a regularidade dos intervalos entre os batimentos é uma característica típica do ritmo sinusal, entretanto é importante destacar que uma variabilidade discreta na distância entre os batimentos sinusais é considerada normal e fisiológica. A frequência de disparo do nó sinusal é influenciada diretamente pela ação do sistema nervoso autônomo, e sua variabilidade é um parâmetro de integridade funcional dos mecanismos de controle neuroautonômico.

A atenuação desse fenômeno de variabilidade da FC pode sinalizar o envelhecimento fisiológico ou a presença de condições patológicas que alterem o tônus autonômico, como o *diabetes mellitus* e a insuficiência cardíaca. Em estudos que investigaram o tema por meio da eletrocardiografia contínua (Holter 24 horas), a redução da variabilidade da FC foi um preditor de complicações arrítmicas em pacientes pós-infarto do miocárdio, e foi capaz de identificar indivíduos de alto risco para morte súbita e morte de origem cardíaca.

A arritmia sinusal também faz parte desse espectro de variações benignas da FC, mas para ser caracterizada exige uma oscilação mais exuberante dos intervalos entre batimentos do que a observada em uma situação normal, que pode inclusive passar despercebida. No eletrocardiograma, a arritmia sinusal caracteriza-se por uma diferença entre intervalos PP (distância entre duas ondas P consecutivas) acima de 120 ms (ou >160 ms segundo algumas referências), e é mais comumente observada ao repouso ou em momentos com tônus vagal mais acentuado (Figura 6).

Normalmente a oscilação dos intervalos RR se estende por uma sequência de batimentos consecutivos, não se limitando a um dos intervalos, com aumento gradual dos intervalos seguido de sua redução progressiva, o que lhe confere um efeito semelhante a uma sanfona (Figura 7). Apesar de ser considerada benigna, a arritmia sinusal pode ser facilmente confundida com outras condições com maior relevância clínica, como os bloqueios atrioventriculares (BAV) ou outras arritmias que se manifestam com irregularidade dos batimentos cardíacos, como a FA.

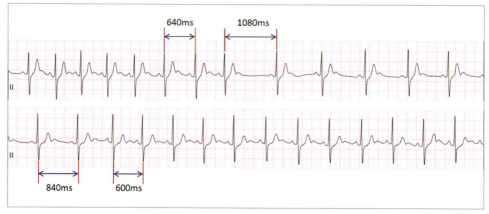

Figura 6 Detalhe de um traçado de eletrocardiograma, na derivação D2, mostrando uma variação dos intervalos entre os complexos QRS acima de 120 ms, que caracteriza a arritmia sinusal.

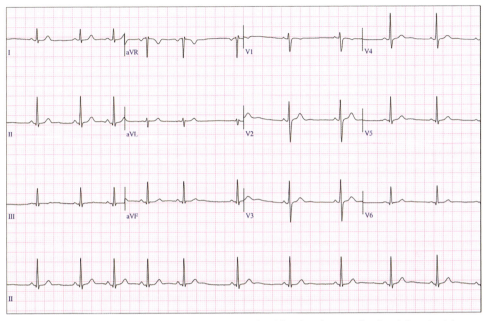

Figura 7 Exemplo de traçado com arritmia sinusal, evidenciando a oscilação cíclica dos intervalos RR com padrão que se assemelha a uma "sanfona".

BRADICARDIA E TAQUICARDIA SINUSAL INAPROPRIADA

Apesar de o ritmo sinusal ser considerado o padrão de normalidade quando se trata de ritmo cardíaco, sua presença por si só não garante a adequação da FC à demanda fisiológica do paciente. A aceleração da FC acima de 100 bpm ou sua redução abaixo de 50 bpm normalmente acompanha circunstâncias do dia a dia e condições clínicas que exigem a adaptação do sistema cardiovascular, e devem ser consideradas fisiológicas nesse contexto. Entretanto, quando surgem de maneira isolada, sem um motivo aparente e sem correlação com um fator desencadeante evidente, podem sinalizar a presença de desregulação autonômica ou de doenças do nó sinusal, e devem ser classificadas como inapropriadas nesse cenário.

Embora esteja relacionada ao aumento do tônus vagal e seja frequentemente encontrada em indivíduos jovens e saudáveis, a bradicardia sinusal pode ser uma manifestação do espectro da doença do nó sinusal, principalmente quando surge de maneira não fásica, ou seja, que não oscila com a respiração, e quando não está relacionada ao repouso. A suspeita da presença dessa condição deve surgir quando a bradicardia sinusal for detectada em indivíduos idosos e em pacientes com intolerância ao esforço físico (principalmente quando acompanhada de aumento insuficiente da FC em face do estímulo adrenérgico do exercício, chamada de incompetência cronotrópica), ou em situações em que a bradicardia é claramente desproporcional à frequência esperada diante do contexto clínico do paciente.

Da mesma forma, quando a frequência sinusal é mais rápida do que o esperado para determinada circunstância e vem acompanhada por sintomas, define-se a síndrome da taquicardia sinusal inapropriada. Manifesta-se por frequências cardíacas acima de 100 bpm mesmo durante o repouso ou ao decúbito, e também por acelerações acentuadas da frequência com mínima atividade. Ambas as condições mostram que, mesmo em ritmo sinusal, podemos estar diante de um estado patológico que traga repercussão clínica e prejuízo funcional ao paciente, requerendo tratamento específico.

Bloqueio sinoatrial

Vimos anteriormente duas situações que mostram como problemas envolvendo o nó sinusal podem influenciar a regulação da FC. Outra forma de apresentação das disfunções do nó sinusal é sua falha em gerar uma onda P, identificada por uma pausa no eletrocardiograma. O bloqueio sinoatrial (também chamado de bloqueio de saída do nó sinusal) se deve à dificuldade de condução do impulso em seu trajeto dentro do nó sinusal desde sua origem nas células marca-passo, antes que ele chegue ao tecido atrial e possa despolarizá-lo gerando uma onda P. Entretanto, como a atividade elétrica que ocorre no interior do nó sinusal não é registrada no ECG de superfície, a discriminação do mecanismo responsável pelo bloqueio atrial sinusal (BSA), que o classifica em subtipos específicos, se dá por sinais eletrocardiográficos indiretos.

No BSA do primeiro grau há apenas uma lentificação da condução do impulso dentro do nó sinusal, sem seu bloqueio efetivo, de maneira que não é possível reconhecê-lo por meio do eletrocardiograma convencional. O BSA do segundo grau tipo I se caracteriza por um aumento progressivo no tempo de condução dos impulsos dentro do nó sinusal, até que finalmente um deles seja bloqueado, sendo identificado no ECG por intervalos entre as ondas P progressivamente mais curtos a cada batimento, até que ocorra uma pausa (Figura 8). Já no BSA do segundo grau tipo II não se observa diferença entre os intervalos PP antes da pausa, cuja duração deve corresponder a dois intervalos PP prévios, pois o impulso é bloqueado no nó sinusal de maneira súbita, sem aumento gradual do tempo de condução dos estímulos anteriores, gerando a falha de um batimento entre dois conduzidos.

No BSA de terceiro grau, todos os impulsos gerados dentro do nó sinusal são bloqueados, não sendo capazes de se exteriorizar e ativar o tecido atrial adjacente,

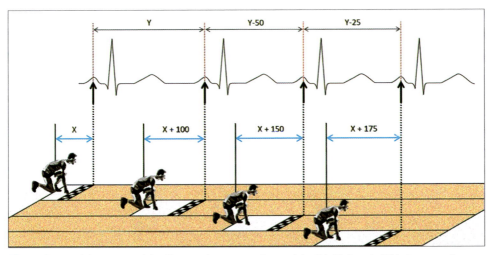

Figura 8 Modelo esquemático ilustrando o mecanismo eletrofisiológico do BSA de segundo grau Mobitz 1. O marca-passo sinusal emite estímulos regulares entre si (homens em posição de largada), porém há um atraso progressivo na saída do estímulo para despolarizar os átrios e gerar a onda P (linhas quadriculadas), e esse aumento é proporcionalmente menor a cada batimento, resultando no sinal eletrocardiográfico clássico observado nessa condição: intervalos PP progressivamente mais curtos até a pausa.

BSA: bloqueio sinoatrial.

manifestando-se na forma de ritmos de substituição (de origem atrial ou juncional), sem a presença de onda P sinusal. Por fim, quando for identificada uma pausa com duração superior a 1,5 vez o ciclo sinusal de base e os critérios para BSA descritos acima não forem preenchidos, a parada sinusal aparece como um diagnóstico de exclusão nessas situações.

É importante reconhecer as pausas que estão relacionadas aos bloqueios sinoatriais e à parada sinusal, diferenciando-as das observadas na arritmia sinusal, pois, ao contrário dessa, estão associadas à disfunção do nó sinusal, que carrega consigo impacto clínico e significado prognóstico negativo (Figura 9).

RITMO ATRIAL ECTÓPICO

As propriedades de automatismo do nó sinusal conferem a ele a função de marca-passo cardíaco fisiológico, suprimindo o disparo de estruturas adjacentes, os chamados marca-passos latentes (células localizadas em outras partes dos átrios, no seio coronário, nas veias pulmonares, nas valvas AV, em regiões da junção AV e até do

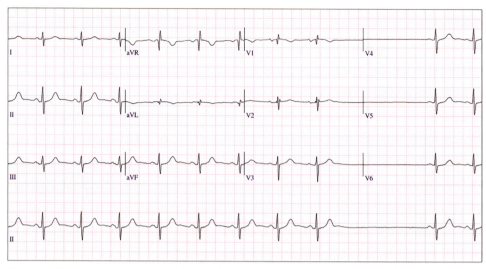

Figura 9 Exemplo de pausa no eletrocardiograma sem a presença de onda P. Observe a regularidade dos intervalos entre os batimentos que a cercam e sua duração prolongada em relação a eles, o que contraria a hipótese de arritmia sinusal. Como não são preenchidos critérios para os subtipos de BSA, o diagnóstico mais provável nesse caso é o de parada sinusal.
BSA: bloqueio sinoatrial.

sistema His-Purkinje) e assumindo assim o controle do ritmo cardíaco. Entretanto, diversos mecanismos podem influenciar a frequência de disparo do nó sinusal e até mesmo alterar o local do marca-passo para outra localização fora dessa estrutura. Fatores como a influência da inervação autonômica, o uso de medicações cronotrópicas negativas e condições relacionadas ao espectro da doença do nó sinusal podem gerar bradicardias sinusais inapropriadas, permitindo o escape dos focos de marca-passo latentes. Analogamente, uma frequência de disparo de um foco ectópico inapropriadamente aumentada, relacionada ao mecanismo de hiperautomatismo, pode suprimir o controle anteriormente determinado pelo nó sinusal. Assim, os ritmos cardíacos que se originam nos átrios, porém em localização diferente da região anatômica do nó sinusal, recebem a denominação de "ritmo atrial ectópico".

Ao eletrocardiograma, identificamos a atividade elétrica atrial pela presença de ondas P precedendo os complexos QRS, que adquirem, entretanto, uma morfologia diferente daquela vista no ritmo sinusal; sua topografia anômala pode até mesmo promover uma mudança no eixo do vetor de despolarização dos átrios, resultando na inversão da polaridade da onda P em algumas derivações. Quando originado no átrio esquerdo, por exemplo, os vetores de ativação orientam-se para a direita e para a frente, gerando ondas P positivas em V1 e negativas em D1, aVL, V5 a V6, sendo também chamado de "ritmo de átrio esquerdo" (Figura 2). Quando é originado na região baixa dos átrios, sua despolarização segue o sentido de baixo para cima, gerando ondas P negativas em D2, D3 e aVF; nessas variantes inclusive podemos identificar um intervalo PR mais curto, por sua maior proximidade com o nó atrioventricular (NAV). Já nos ritmos ectópicos oriundos na região do átrio direito alto, a morfologia e o eixo da onda P podem ser muito semelhantes ao encontrado no ritmo determinado pelo nó sinusal, já que essa estrutura se encontra localizada nessa mesma região, gerando a despolarização com eixo normal voltado para a esquerda, para baixo e para trás (Figura 10).

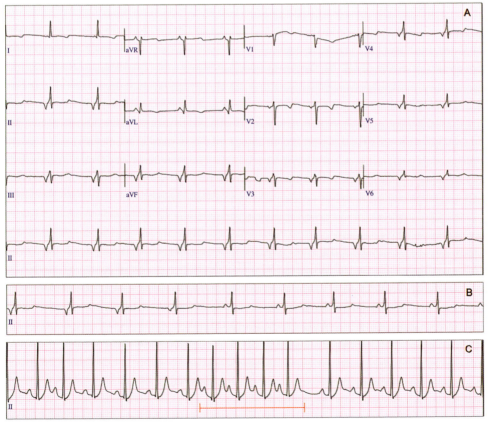

Figura 10 Exemplos de traçados com ritmo ectópico atrial, em diferentes formas de apresentação. Em A, a onda P negativa torna seu reconhecimento mais fácil; em B, o mesmo ECG no momento da transição para ritmo sinusal, com reversão da polaridade da onda P; em C, uma salva de batimentos de origem atrial (destacados pela linha vermelha) com onda P positiva e muito semelhante à onda P sinusal, dificultando seu reconhecimento.

RITMO JUNCIONAL ATIVO E RITMO DE ESCAPE JUNCIONAL

A região da junção entre átrios e ventrículos, que abrange a estrutura do NAV, frequentemente atua como foco de marca-passo subsidiário, particularmente na vigência de disfunção do nó sinusal, assumindo o controle do ritmo cardíaco sob a forma de ritmo de escape juncional. Aliás, a terminologia "escape" é utilizada para descrever um ritmo de suplência, ou seja, um ritmo de substituição que garante a despolarização ventricular e a sístole cardíaca em eventual falha de comando do nó sinusal ou de estruturas adjacentes, que "hierarquicamente" deveriam assumir o papel de marca-passo cardíaco. Assim, o ritmo de escape, seja qual for sua origem anatômica, tende a ser mais bradicárdico em relação ao ritmo sinusal, que tem propriedades de automatismo mais acentuadas e por isso suprime os demais focos de marca-passo latentes, que assumirão o controle apenas na ausência de outro foco de despolarização mais rápido (Figura 11).

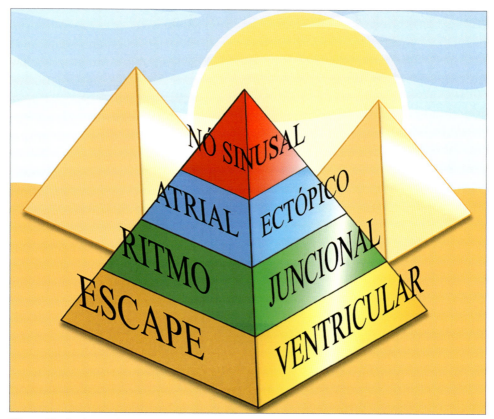

Figura 11 Os ritmos de escape suprem a falta de comando por parte de outros focos que normalmente detêm a função de marca-passo, seguindo uma "hierarquia" conforme as propriedades de automatismo de cada região.

Como a competição pelo ritmo é vencida pelo mais rápido, eventuais focos ectópicos podem superar o nó sinusal mesmo na ausência de disfunção deste, quando sua capacidade de despolarização se encontra acelerada, fenômeno classificado como hiperautomatismo (Figura 12).

No caso da junção AV, o automatismo aumentado está relacionado à origem do ritmo juncional ativo, que apresenta FC mais elevada em relação ao escape juncional e que supera a frequência do ritmo sinusal. Os ritmos originados na junção AV normalmente se manifestam no eletrocardiograma por complexos QRS não precedidos por ondas P, já que o estímulo não passa pelos átrios antes de chegar aos ventrículos, ativando-os diretamente a partir do sistema His-Purkinje. Entretanto, outras formas de apresentação do ritmo juncional incluem a presença de ondas P retrógradas, que aparecem depois dos complexos QRS, pois os estímulos que se originam no NAV tanto descem para os ventrículos como sobem para os átrios, estimulando as duas câmaras em ordem inversa, como também podem aparecer sob

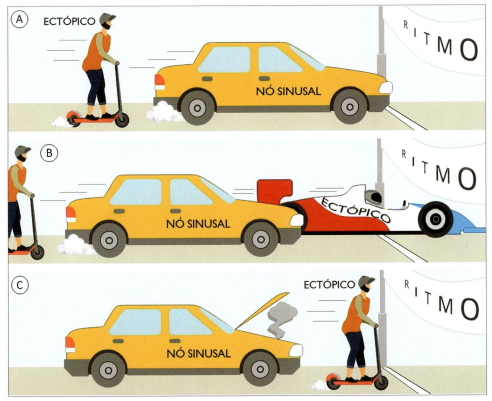

Figura 12 A "corrida" pelo controle do ritmo cardíaco é vencida pelo foco de despolarização mais rápido. Em A, o nó sinusal, em uma situação normal, detém o comando do ritmo em função de suas propriedades de automatismo, que superam a de focos ectópicos, que, entretanto, podem determinar o ritmo em um contexto de automatismo anormal (B) ou em casos de disfunção do nó sinusal (C).

a forma de dissociação AV, quando se nota a presença de ondas P e complexos QRS no mesmo traçado, porém sem relação de condução entre eles, pois o ritmo sinusal continua despolarizando os átrios gerando ondas P, mas a estimulação ventricular se dá pelo foco de marca-passo ectópico localizado na junção AV (Figuras 13 e 14).

Além dos ritmos ectópicos atriais e juncionais (tanto em suas formas de escape, que substituem o ritmo sinusal falho, quanto nas formas de hiperautomatismo, que "usurpam" o controle do ritmo cardíaco), existem outros ritmos que se originam nos átrios e que apresentam fisiopatologia e apresentação clínica diferente. Discutiremos seus detalhes a seguir.

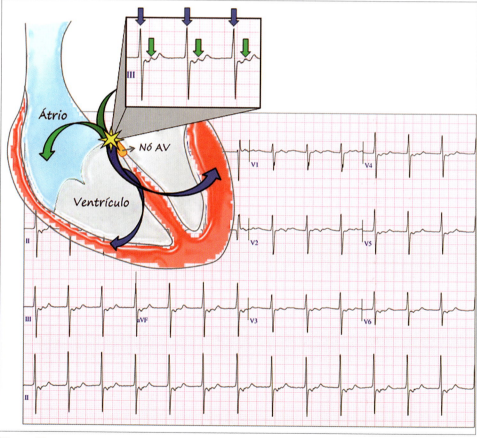

Figura 13 Modelo esquemático mostrando a propagação do estímulo originado em um foco juncional (em amarelo) tanto para os átrios (setas verdes) quanto para os ventrículos (setas azuis); no traçado ampliado, encontramos a correspondência dessas frentes de onda no eletrocardiograma, inscrevendo o complexo QRS e a onda P retrógrada. O mesmo exemplo de ritmo juncional é mostrado em 12 derivações no ECG ao fundo.

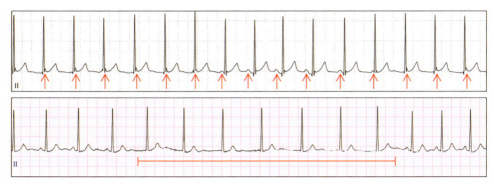

Figura 14 Ritmo juncional em duas formas de apresentação: acima, ritmo juncional ativo, com frequência que supera a do nó sinusal, culminado em dissociação atrioventricular (ondas P sinusais, destacadas pelas setas vermelhas, que não conduzem os complexos QRS); abaixo, ritmo de escape juncional, mais bradicárdico em relação ao ritmo sinusal adjacente, sem a presença de ondas P.

FIBRILAÇÃO ATRIAL

A fibrilação atrial (FA) é a arritmia sustentada mais prevalente no mundo, e sua incidência aumenta com a idade, chegando a valores que superam 2% a cada ano em indivíduos com mais de 80 anos. Assim como os ritmos ectópicos atriais, a FA surge em regiões dos átrios fora do nó sinusal, porém seu mecanismo eletrofisiológico é mais complexo.

A região da inserção das veias pulmonares no átrio esquerdo parece ser o local mais comum de desencadeamento da FA, porém qualquer outra área pode estar envolvida. Normalmente ela é iniciada em um ou mais focos automáticos que disparam estímulos a uma frequência elevada, e esses impulsos encontram diversos circuitos de reentrada ao longo das paredes do átrio, em um fenômeno que se assemelha a um "curto-circuito", gerando frentes de estimulação que se perpetuam e levam a uma contração atrial desordenada. Esse padrão de contração "fibrilatório" e a atividade elétrica caótica que se instala nos átrios determinam as características eletrocardiográficas da FA: ausência de ondas P, associada a oscilações de baixa amplitude da linha de base, semelhantes a um tremor, que recebem o nome de ondas F. Essas ondas têm forma e tamanho variados, e uma frequência bastante elevada, que varia de 300 a 600 por minuto. Entretanto, nem todos esses estímulos serão conduzidos aos ventrículos gerando complexos QRS, pois o NAV bloqueia parte desses impulsos em função de suas propriedades de condução. Devido à inconsistência e desorganização da ativação atrial, a transmissão dos estímulos aos ventrículos se dá com intervalos irregulares, o que determina a principal característica eletrocardiográfica da FA: o ritmo chamado de "irregularmente irregular", já que não há um padrão de variação dos intervalos entre os complexos QRS, reflexo do caos elétrico instalado nos átrios (Figura 15).

Alguns pontos merecem atenção na análise do eletrocardiograma na vigência do ritmo de FA. Por vezes, as ondas F podem ser pequenas o bastante para não serem visíveis, de maneira que o diagnóstico de FA deverá se basear na irregularidade do ritmo associada à ausência de ondas P. Por sua vez, as ondas F podem ser uniformes e regulares o bastante para serem confundidas com ritmos mais organizados, como o *flutter* atrial e a taquicardia atrial (TA), principalmente sob a perspectiva da derivação V1; a presença do padrão típico da FA normalmente se revela em outras derivações, e pode facilitar o diagnóstico nesses casos (Figura 16).

Em frequências cardíacas muito elevadas, o grau de irregularidade entre os batimentos fica atenuado e pode simular um ritmo regular, o que exige maior grau de atenção para desmascarar a FA nesse cenário. É comum também que o segmento ST apresente infradesnivelamentos na vigência do ritmo de FA, sem necessariamente apresentar correlação com isquemia miocárdica, limitando a acurácia desse tipo de alteração para o diagnóstico de doença coronária nessas circunstâncias (Figura 17).

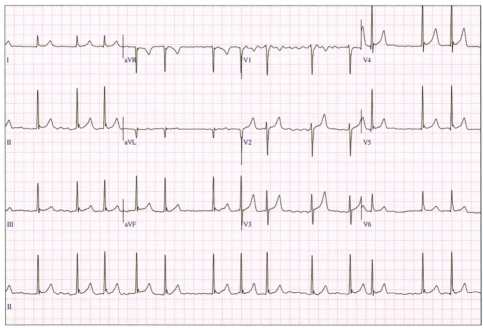

Figura 15 Exemplo de traçado de FA; observe o padrão "irregularmente irregular" de variação dos intervalos entre complexos QRS e a irregularidade da linha de base marcada pela presença das ondas F.

FA: fibrilação atrial.

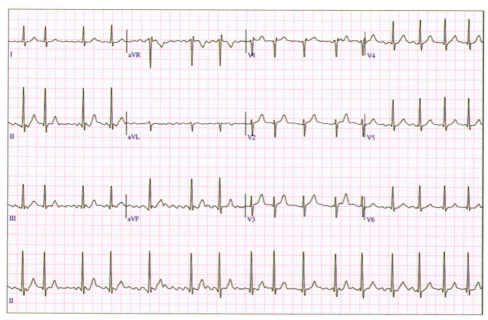

Figura 16 Traçado de FA com padrão de ondas F mais organizado, podendo ser confundido com *flutter* atrial.
FA: fibrilação atrial.

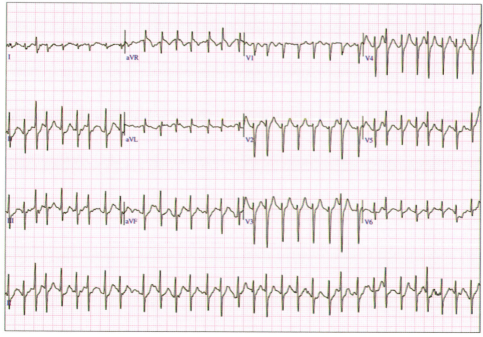

Figura 17 FA com alta resposta ventricular, minimizando a irregularidade do ritmo cardíaco.
FA: fibrilação atrial.

Do ponto de vista clínico, a FA é classificada em diferentes perfis de acordo com sua forma de apresentação: quando a arritmia se prolonga continuamente além de 7 dias, é chamada de "persistente", e, quando se prolonga além de 12 meses, recebe a denominação "persistente de longa duração"; quando os episódios de FA são mais curtos e não se sustentam continuamente por ao menos 7 dias, é chamada de FA "paroxística". Já a forma "permanente" conceitualmente abrange os pacientes nos quais o ritmo de FA é encarado como definitivo e nenhuma estratégia adicional para restaurar ou manter o ritmo sinusal é adotada pelo médico.

Com relação à frequência ventricular desencadeada durante o ritmo de FA (chamada de resposta ventricular), podemos classificá-la como baixa resposta, quando menor do que 60 bpm, resposta adequada, quando varia entre 60 e 110 bpm, e alta resposta, quando maior do que 110 bpm (Figura 18). A taxa de resposta ventricular tem impacto clínico, pois pode se correlacionar com sintomas e determinar intolerância ao esforço físico. Além disso, a presença do ritmo de FA por si só implica maior risco de fenômenos tromboembólicos, particularmente o acidente vascular cerebral, e se associa a desfechos cardiovasculares adversos, como hospitalização e surgimento de insuficiência cardíaca, além de maior taxa de mortalidade por todas as causas.

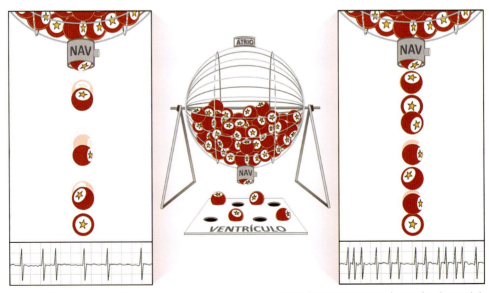

Figura 18 Na FA, o NAV atua como uma válvula que controla a passagem dos estímulos atriais desordenados aos ventrículos (figura central). A influência de medicações e do tônus do sistema nervoso autônomo sobre suas propriedades de condução determinará a resposta ventricular, que pode ser baixa, adequada (à esquerda) ou alta (à direita).

FA: fibrilação atrial; NAV: nó atrioventricular.

FLUTTER ATRIAL

O *flutter* atrial é uma arritmia supraventricular (ou seja, relacionada às estruturas acima da junção AV) causada por um circuito de macrorreentrada delimitado por estruturas anatômicas localizadas no átrio direito. À semelhança do que foi descrito na FA o estímulo que entra nessa espécie de "curto-circuito" se perpetua e desencadeia a ativação atrial em frequências elevadas, que no *flutter* variam entre 250 e 350 por minuto, e o bloqueio funcional da condução que ocorre ao nível do NAV permite uma resposta ventricular adequada. O fato de ser um circuito único faz com que a atividade elétrica atrial no *flutter* seja mais organizada quando comparada à FA, produzindo ondas F bem definidas e morfologicamente semelhantes entre si. Elas adquirem o característico aspecto em serrilhado, especialmente nas derivações inferiores, em função da ausência de linha isoelétrica decorrente da atividade elétrica contínua (Figura 19).

O circuito do *flutter* pode apresentar rotação ao redor dos reparos anatômicos tanto no sentido anti-horário (reconhecido pela polaridade negativa das ondas F em D2, D3 e aVF) quanto no horário (que apresenta ondas F positivas nessas derivações), e é chamado de típico quando seu circuito envolve o istmo cavotricuspídeo (Figura 20). O NAV normalmente bloqueia parte dos impulsos atriais, levando a uma taxa de resposta ventricular que pode ser baixa, adequada ou alta, assim como na FA.

O grau de bloqueio das ondas F pode ser variável, provocando a irregularidade dos complexos QRS, porém sem o aspecto irregularmente irregular visto na FA, já

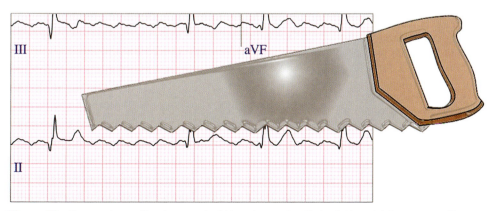

Figura 19 O aspecto serrilhado característico das ondas F do *flutter* atrial se assemelha aos dentes de um serrote e facilita o reconhecimento dessa arritmia.

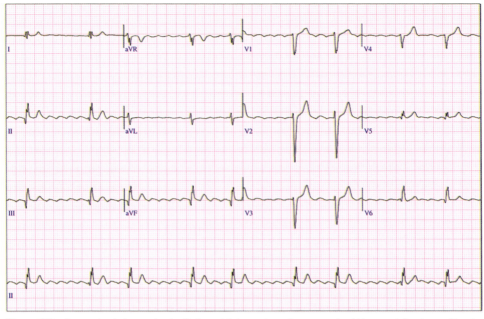

Figura 20 Exemplo de traçado de *flutter* atrial, mostrando o característico padrão de serrilhado, com ondas F negativas nas derivações inferiores, e com BAV variável, determinado a irregularidade do ritmo, porém em intervalos múltiplos entre si, diferentemente do que é observado na FA.

BAV: bloqueio atrioventricular; FA: fibrilação atrial.

que os intervalos respeitam múltiplos das ondas F (1 para 1, 2 para 1, 3 para 1 e assim por diante, sinalizando quantas ondas F precedem cada complexo QRS) – Figura 21. A condução AV 1:1 em pacientes com *flutter* atrial (cada onda F é conduzida aos ventrículos, gerando um complexo QRS) pode ser vista como efeito do tratamento com drogas antiarrítmicas, e determina frequências cardíacas bastante elevadas, geralmente acima de 200 bpm.

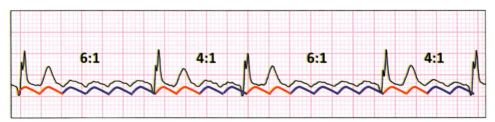

Figura 21 O grau de BAV das ondas F no *flutter* nem sempre é fácil de ser quantificado, pois é necessário levar em conta as ondas que ficam "escondidas" no complexo QRS e na onda T (destacadas em vermelho), e não apenas considerar as ondas que estão mais visíveis (destacadas em azul), pois a atividade elétrica no circuito do *flutter* é contínua, sem linha isoelétrica entre os batimentos.

BAV: bloqueio atrioventricular.

Os fármacos da classe I podem organizar e diminuir a velocidade de condução de taquiarritmias atriais o suficiente para possibilitar a condução AV 1:1, com consequente elevação da resposta ventricular. Esse efeito também é descrito com o uso da adenosina, frequentemente empregada no tratamento de urgência das taquiarritmias supraventriculares. O prolongamento dos ciclos do *flutter* atrial (ou seja, redução na frequência das ondas "F") também foi observado em pacientes com condução AV 1:1 espontânea. Esse fenômeno parece estar relacionado ao estímulo simpático, que também aumenta a capacidade de condução do NAV, favorecendo dessa maneira o surgimento da relação de condução 1:1, em indivíduos predispostos por características intrínsecas do NAV.

Entre as principais dificuldades na análise de um ECG de *flutter* atrial, merece destaque a dificuldade de reconhecimento das ondas F quando a relação de condução AV é mais baixa (ou seja, mais ondas F são conduzidas aos ventrículos) e consequentemente a distância entre os complexos QRS é menor, estreitando a janela para identificarmos o padrão serrilhado típico (Figura 22). Outra armadilha está nos casos de *flutter* com atividade atrial menos organizada ou menos visível, mais comuns nas formas atípicas, nos quais a morfologia das ondas F muitas vezes difere do padrão

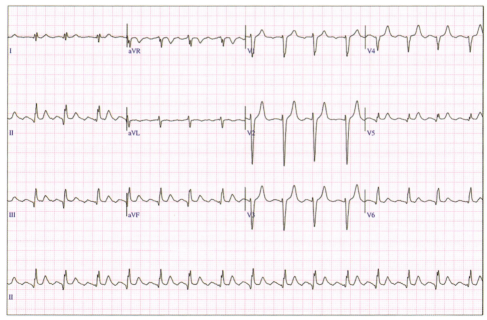

Figura 22 Exemplo de *flutter* com condução AV 3:1. Quando a relação de BAV é mais baixa no *flutter*, a distância entre os complexos QRS diminui, dificultando o reconhecimento das ondas F e o diagnóstico da arritmia.

AV: atrioventricular; BAV: bloqueio atrioventricular.

característico que esperamos encontrar no *flutter*, dificultado sua identificação e inclusive podendo ser confundido com a FA.

Do ponto de vista clínico, as preocupações relacionadas ao *flutter* atrial se assemelham às da FA, com maior risco de eventos tromboembólicos e possibilidade de sintomas relacionados tanto à alta quanto à baixa resposta ventricular.

TAQUICARDIA ATRIAL

A taquicardia atrial (TA) nada mais é que um ritmo ectópico atrial que dispara a uma frequência acima de 100 bpm, configurando dessa maneira uma taquicardia de origem supraventricular. Como se origina em focos de despolarização autônomos localizados nos átrios, é possível identificar ondas P que precedem os complexos QRS, já que a sequência de ativação atrial seguida da ativação ventricular é preservada. Entretanto, assim como no ritmo ectópico atrial, a morfologia da onda P é variável, a depender do local de origem dos estímulos, podendo inclusive ser muito semelhante à do ritmo sinusal, fazendo com que a TA seja facilmente confundida com a taquicardia sinusal.

Algum grau de bloqueio das ondas P ectópicas pode ocorrer ao nível do NAV; assim acontece no *flutter* e na FA, permitindo identificar eventualmente mais de uma onda P para cada complexo QRS. Além disso, esse fenômeno pode provocar certa irregularidade no ritmo cardíaco, nos casos em que a taxa de bloqueio das ondas P é variável, mas mantendo algum padrão de variabilidade nos intervalos entre os batimentos que difere do aspecto mais caótico, chamado de "irregularmente irregular", visto na FA (Figura 23).

Entre as armadilhas no diagnóstico eletrocardiográfico da TA estão a possível similaridade com a taquicardia sinusal citada anteriormente, principalmente nos casos com frequências cardíacas mais elevadas, nos quais as ondas P sobressalentes podem estar escondidas nos complexos QRS e ondas T, e também o diagnóstico diferencial com as taquicardias por reentrada nodal e reentrada AV, que serão discutidas a seguir. Mas antes disso é importante entendermos outros mecanismos eletrofisiológicos relacionados ao desencadeamento das arritmias, além do automatismo aumentado citado anteriormente, o que facilitará a compreensão das demais formas de arritmias encontradas na prática clínica.

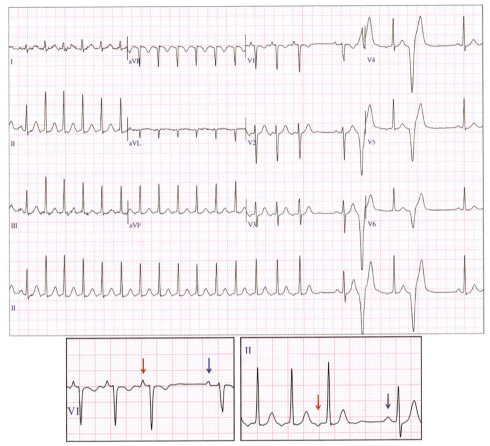

Figura 23 Episódio de TA na transição para o ritmo sinusal. Observe no destaque (figuras inferiores) como há diferença na morfologia da onda P da taquiarritmia (seta vermelha) e da onda P sinusal (seta azul), ainda mais evidente na derivação D2. A variação no intervalo PR também corrobora a origem ectópica atrial da arritmia.
TA: taquicardia atrial.

ATIVIDADE DEFLAGRADA

Ao contrário do que acontece no mecanismo de hiperautomatismo, no qual a célula é capaz de iniciar um estímulo de maneira espontânea, por vezes a atividade anormal pode ser desencadeada pelo potencial de ação anterior, caracterizando a atividade deflagrada (ou seja, provocada). Isso acontece quando o estímulo precedente gera oscilações no potencial da membrana que podem eventualmente atingir o limiar de despolarização, desencadeando um novo impulso. É como uma "instabilidade elétrica" da membrana provocada pela passagem do potencial de ação anterior, que pode por si só ser suficiente para desencadear um novo potencial, perpetuando um ciclo de batimentos que não estão mais sob o controle dos focos de marca-passo habituais. Essas perturbações na voltagem da membrana que sucedem um estímulo são chamadas de pós-potenciais, e são classificados como precoces, quando surgem antes da completa repolarização celular (durante as fases 2 ou 3 do potencial de ação), ou tardios, quando incidem na fase 4 (estado de repouso da membrana, que se encontra totalmente repolarizada). O prolongamento do potencial de ação (visto nas síndromes do intervalo QT longo) e distúrbios do nível sérico de potássio são exemplos de condições que podem precipitar o surgimento dos pós-potenciais e por isso são relacionadas ao surgimento de arritmias (Figura 24).

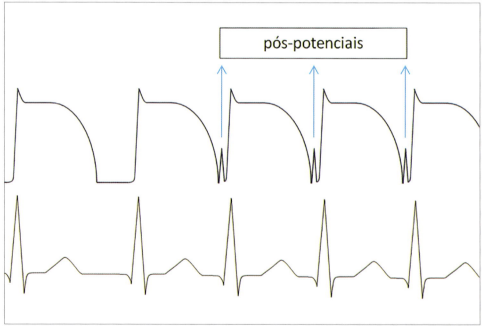

Figura 24 Os pós-potenciais surgem no período de repolarização celular e podem atingir o limiar de despolarização da membrana, desencadeando um novo estímulo. Esse ciclo pode se perpetuar, dando origem a uma arritmia relacionada à atividade deflagrada por pós-potenciais.

REENTRADA

O mecanismo de reentrada é facilmente compreendido quando o comparamos a um curto-circuito. O estímulo cardíaco normalmente caminha ao longo das estruturas cardíacas, despolarizando-as, e desaparece quando todas as células foram ativadas e se encontram no período refratário, impedindo que esse estímulo as ative novamente. Caso haja uma heterogeneidade local nas propriedades de condução do tecido, o estímulo que despolarizou determinada área pode encontrar outra região adjacente ainda excitável, retornando à origem por esse trajeto enquanto as regiões previamente despolarizadas se recuperam do período refratário, antes que esse estímulo tenha desparecido por completo, podendo ativá-las novamente na sequência. Dessa maneira, não há extinção do impulso após a despolarização cardíaca completa, perpetuando os ciclos de despolarização de maneira independente do controle dos focos de marca-passo fisiológicos.

A presença de duas vias de condução com velocidades distintas, como ocorre nos casos de dupla via nodal e na síndrome de Wolf-Parkinson-White, e patologias que cursam com fibrose miocárdica, criando áreas de tecido cicatricial entremeadas por células musculares, são exemplos de condições que propiciam o surgimento de arritmias pelo mecanismo de reentrada (Figura 25).

Com base nesses conceitos, podemos agora compreender melhor duas arritmias clássicas relacionadas ao mecanismo de reentrada: a taquicardia por reentrada nodal e a taquicardia por reentrada AV.

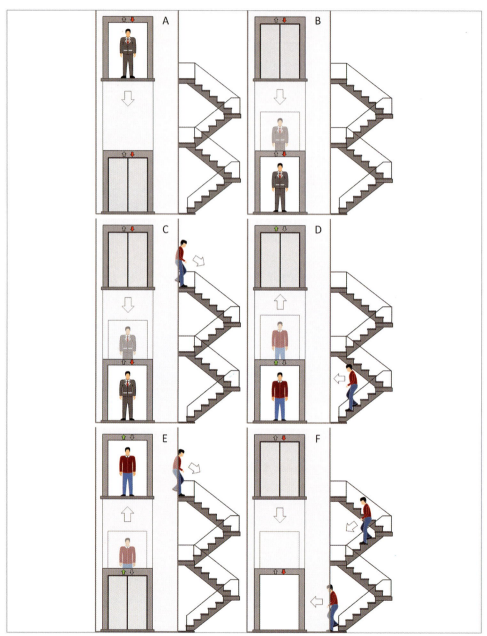

Figura 25 Uma das situações que propiciam o surgimento de uma arritmia por reentrada é a presença de duas vias com velocidades de condução distintas. Em uma situação normal (A e B), o estímulo desce pela via rápida, representada pelo elevador nos modelos esquemáticos. No eventual surgimento de um estímulo precoce (homem com camisa vermelha – cena C), ele pode encontrar a via rápida em período refratário (elevador ocupado), dada a proximidade com o impulso anterior; nesse caso, ele irá descer pela via lenta, representada pela escadaria. Quando ele termina seu trajeto pela via lenta, pode encontrar a via rápida disponível para condução (elevador vazio – cena D), subindo por ela de volta a sua origem (E). Esse estímulo encontra então a via lenta novamente excitável, reiniciando o ciclo de descida pela escada, que perpetuará o estímulo, dando origem à arritmia pelo mecanismo de reentrada.

TAQUICARDIA POR REENTRADA NODAL

A presença de duas vias de condução dentro do NAV é uma característica anatômica relativamente incomum na população geral (incidência de aproximadamente 0,25%) e que normalmente não se associa a doença cardíaca estrutural nem a um pior prognóstico, mas que, apesar de benigna, propicia o surgimento de taquiarritmias pelo mecanismo de reentrada, podendo provocar sintomas e ser motivo de procura do atendimento médico.

Além da presença das duas vias em si, as diferentes propriedades de condução de cada uma delas é que possibilitam a formação do circuito de reentrada, conforme mostrado na Figura 24. A via com condução rápida apresenta um tempo de recuperação mais lento (período refratário mais longo), enquanto a via com condução lenta apresenta um tempo de recuperação mais rápido (período refratário mais curto). Assim, após a passagem de um estímulo pela via rápida, ela estará bloqueada para eventuais impulsos que surjam de maneira precoce em relação ao ritmo de base (chamados de extrassístoles), fazendo com que esse novo estímulo só possa ser conduzido aos ventrículos pela via lenta. Como o tempo de condução por essa via é mais longo, haverá tempo o bastante para a via rápida se recuperar do período refratário enquanto esse estímulo desce pela via lenta, de maneira que ele poderá retornar aos átrios pela via rápida, que a essa altura já se encontra disponível para condução. Como o tempo de recuperação da via lenta é rápido, o impulso que subiu pela via rápida poderá agora descer novamente aos ventrículos pela via lenta, reiniciando o ciclo, que perpetua a arritmia por reentrada.

Essas características eletrofisiológicas irão impactar diretamente no aspecto eletrocardiográfico da taquicardia por reentrada nodal (TRN). Sempre que o estímulo desce para os ventrículos é gerado um complexo QRS, e quando ele retorna aos átrios é gerada uma onda P, fazendo com que a sequência de ativação observada na TRN seja inversa em relação à do ritmo sinusal, com complexos QRS seguidos por ondas P. Nas formas típicas da TRN, que correspondem a 90% dos casos, essas ondas P retrógradas ficam muito próximas dos complexos QRS precedentes, por vezes até mesmo "escondidas" dentro deles, pois a subida do impulso utilizando a via rápida, logo após a estimulação ventricular, faz com que a ativação de átrios e ventrículos ocorra de maneira quase simultânea. Em alguns casos, a condução da onda P retrogradamente pode inscrever deflexões na porção final do complexo QRS que simulam uma onda r' na derivação V1 (chamada de "pseudo-r") e uma onda S nas derivações inferiores ("pseudo-S") – Figura 26.

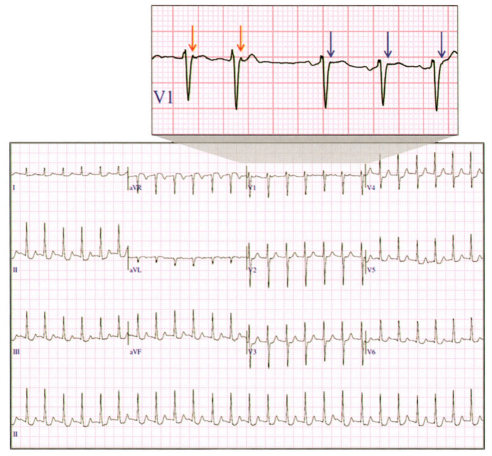

Figura 26 Exemplo de traçado de TRN típica. Observe a regularidade do ritmo e a ausência de ondas P precedendo os complexos QRS; no destaque, é mostrado o momento do término da arritmia, em que são vistas as ondas "pseudo-r" (setas vermelhas) em comparação com sua ausência durante o ritmo sinusal (setas azuis).

TRN: taquicardia por reentrada nodal.

A ausência dessas ondas no ECG basal do mesmo paciente, quando disponível para comparação, confirma que realmente se trata de ondas P retrógradas relacionadas à TRN, achado que tem elevada especificidade (91 a 100%), apesar da baixa sensibilidade (aproximadamente 14%) para o diagnóstico dessa arritmia. Aliás, a presença de uma onda "pseudo-r" especificamente na derivação aVR mostrou maior acurácia para o diagnóstico de TRN quando comparada à presença desse mesmo achado na derivação V1.

Já nas formas atípicas, que correspondem a menos de 10% dos casos de TRN, a descida dos estímulos aos ventrículos se dá pela via rápida e sua ascensão aos átrios ocorre pela via lenta, invertendo o circuito descrito anteriormente nas apresentações típicas da arritmia. Isso faz com que a onda P retrógrada se distancie do complexo QRS precedente e fique mais próxima do QRS seguinte, pois o tempo gasto para que seja desencadeada a ativação atrial após a ativação ventricular é mais longo, em função da demora na condução pela via lenta, ao passo que a descida do impulso pela via rápida que ocorre logo na sequência despolariza os ventrículos quase imediatamente após, gerando um complexo QRS muito próximo dessa onda P. Essa forma de apresentação da TRN, apesar de rara, pode ser confundida com a TA e até mesmo com a taquicardia sinusal, que também se caracterizam por intervalos RP' (entre o complexo QRS e a onda P retrógrada que o sucede) longos (Figura 27).

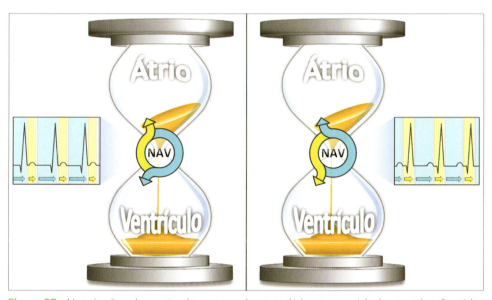

Figura 27 Nos circuitos de reentrada que envolvem os átrios e os ventrículos ou a junção atrioventricular, as características eletrofisiológicas das vias de condução anterógrada e retrógrada determinam a duração dos intervalos entre as ondas R e as ondas P, característica muito utilizada no diagnóstico diferencial das taquicardias supraventriculares ao eletrocardiograma. À esquerda, nos circuitos com condução anterógrada (dos átrios para os ventrículos) por meio de uma via lenta (seta azul) e condução retrógrada por uma via rápida (seta amarela), a despolarização atrial retrógrada ficará mais próxima da despolarização ventricular anterior, resultando em um intervalo RP' curto e P'R longo (setas amarelas e azuis, respectivamente, no eletrocardiograma ampliado), fenômeno observado na TRN comum e na TAV. À direita, nos circuitos com condução anterógrada por meio de uma via rápida (seta amarela) e condução retrógrada por uma via lenta (seta azul), a despolarização atrial ficará mais próxima da despolarização ventricular que a sucede, resultando em um intervalo RP' longo e P'R curto (setas azuis e amarelas, respectivamente, no eletrocardiograma ampliado), fenômeno observado na TRN incomum e na TAV de Coumel (onda a via acessória apresenta propriedades de condução decremental).

NAV: nó atrioventricular; TRN: taquicardia por reentrada nodal.

PRÉ-EXCITAÇÃO VENTRICULAR E TAQUICARDIA POR REENTRADA ATRIOVENTRICULAR

Vimos até aqui como a presença simultânea de duas vias de condução com diferentes características eletrofisiológicas predispõe ao surgimento de arritmias pelo mecanismo de reentrada. Em uma situação normal, há um isolamento elétrico entre átrios e ventrículos proporcionado por um arcabouço de tecido conjuntivo que separa essas câmaras, de maneira que os estímulos supraventriculares sejam direcionados para o sistema de condução passando pelo NAV, que atua como uma "comporta" nesse sistema. As vias acessórias são feixes de fibras musculares que conectam os átrios aos ventrículos e que permitem a condução do impulso elétrico entre as duas câmaras de maneira paralela ao sistema de condução, no sentido anterógrado (do átrio para o ventrículo) e/ou no sentido retrógrado (do ventrículo para o átrio).

Quando a via acessória é capaz de conduzir o estímulo exclusivamente de maneira retrógrada, não se observam alterações eletrocardiográficas no ECG de base do paciente, recebendo então a denominação de "via oculta". Entretanto, quando a condução se dá de maneira anterógrada pela via acessória, o eletrocardiograma adquire características peculiares que configuram a pré-excitação ventricular, nome atribuído ao fato de promover a ativação antecipada dos ventrículos, e a via acessória passa a ser denominada "manifesta". Isso ocorre porque a via acessória é capaz de conduzir o impulso com velocidade superior à do NAV (que apresenta propriedade decremental na condução), encurtando assim o tempo entre a despolarização atrial e a ventricular, o que resulta na redução do intervalo PR (adquirindo duração total inferior a 120 ms). O estímulo pode então despolarizar diretamente parte do ventrículo, a partir do local de inserção da via anômala nessa câmara, gerando o alargamento da porção inicial do QRS (alteração chamada de "onda delta"), pois a despolarização é mais lenta, já que percorre o miocárdio célula a célula, sem se beneficiar do sistema de condução especializado.

Apesar dessa alteração inicial do QRS, o restante de sua morfologia é normal, pois o estímulo supraventricular é conduzido aos ventrículos simultaneamente tanto pela via acessória como pelo sistema His-Purkinje, dando origem a complexos QRS "híbridos" ou "mistos", resultado de duas frentes de onda diferentes, já que parte da massa miocárdica será ativada normalmente pelo estímulo, que, ao superar o atraso sofrido no nível do NAV, ganha o sistema de condução e despolariza os ventrículos com maior eficiência em relação ao estímulo vindo da via acessória, que percorre o miocárdio mais lentamente (Figuras 28 e 29).

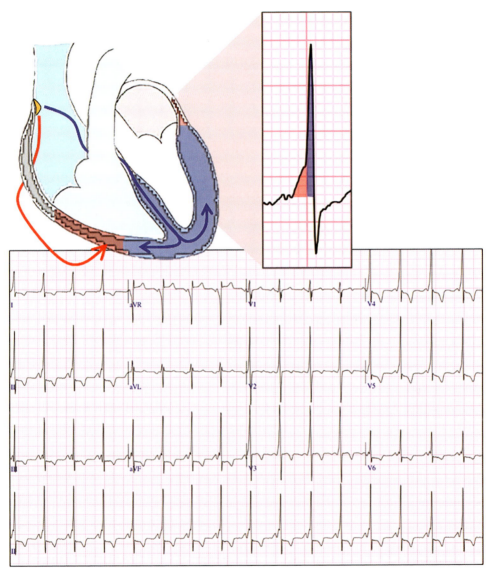

Figura 28 Modelo esquemático ilustrando a ativação ventricular em pacientes com pré-excitação ventricular. O estímulo supraventricular despolariza os ventrículos tanto pela via acessória (seta vermelha) como pelo sistema de condução (seta azul), gerando um complexo QRS híbrido, no qual a porção inicial mais lenta reflete a condução do estímulo pelo músculo cardíaco, enquanto o restante da ativação se dá de maneira mais rápida pelo sistema de condução. Essa característica permite graus variados de pré-excitação no ECG, conforme a distribuição do estímulo entre essas duas frentes de onda. A figura inferior exemplifica um traçado com padrão de pré-excitação.

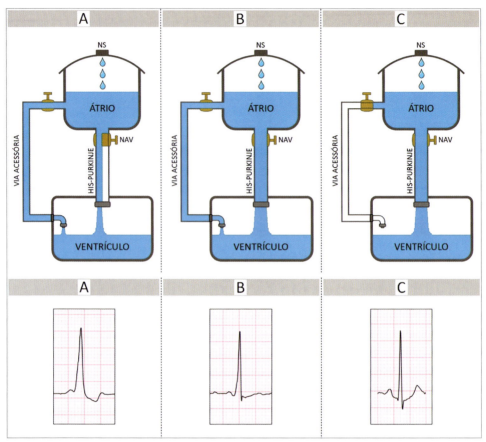

Figura 29 Na pré-excitação ventricular, o aspecto morfológico do complexo QRS será determinado pelo equilíbrio entre as frentes de onda que despolarizam os ventrículos, tanto pela via acessória como pelo sistema de condução. Em A, observa-se a situação de pré-excitação máxima, na qual há o predomínio da despolarização ventricular pela via acessória. Em B, a facilitação da condução pelo NAV, que ocorre em situações como o exercício físico, produz um complexo QRS pré-excitado com morfologia mais próxima do normal. Em C, a inibição da condução pela via acessória faz com que a despolarização dos ventrículos ocorra apenas pelo sistema de condução, gerando um complexo QRS estreito, sem as características de pré-excitação.

NAV: nó atrioventricular; NS: nó sinusal.

Ambas as formas de apresentação, oculta ou manifesta, têm potencial para criar um circuito que propicia o surgimento da pré-excitação ventricular e taquicardia por reentrada atrioventricular (TRAV), que define a síndrome de Wolff-Parkinson--White (Figura 30). Quando o mecanismo de reentrada utiliza o sistema de condução para descida aos ventrículos e a via acessória para subida aos átrios, a taquicardia apresenta complexos QRS estreitos, pois não ocorre a pré-excitação ventricular, e é chamada de ortodrômica. Assim como na TRN, a onda P segue retrogradamente o

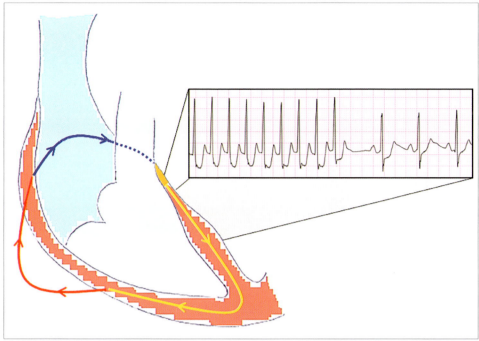

Figura 30 Modelo esquemático do circuito envolvido na TRAV ortodrômica, com a via acessória (linha vermelha) conduzindo o impulso de maneira retrógrada e o sistema de condução (linha amarela) conduzindo-o de maneira anterógrada. O traçado ampliado reproduz o término de uma TAV ortodrômica em um paciente com WPW, com complexos QRS estreitos e intervalo RR regular.
TRAV: taquicardia por reentrada atrioventricular; WPW: Wolff-Parkinson-White.

complexo QRS, pois o estímulo precisa ativar o ventrículo antes que possa subir pela via acessória e ativar o átrio.

A distância da onda P para o complexo QRS precedente é maior quando comparada à da TRN, pois o trajeto do estímulo através do músculo cardíaco até que ele alcance a via acessória é mais demorado em relação ao tempo gasto quando o circuito está dentro do NAV. É comum que a onda P se localize sobre o segmento ST, podendo até mesmo provocar seu infradesnivelamento, característica que sugere muito o diagnóstico de TRAV quando presente. Já na TRAV antidrômica o estímulo desce aos ventrículos pela via acessória, fazendo com que os complexos QRS fiquem alargados, em virtude da ativação ventricular total por meio da via acessória. Essa variante é bem menos comum em relação à forma ortodrômica da taquicardia, pois a via acessória apresenta um período refratário mais longo que o do NAV, levando mais tempo para recuperar a excitabilidade após um estímulo e por isso se tornando menos suscetível à condução de batimentos precoces dentro do ciclo. Assim, uma extrassístole atrial (EA) encontra a via acessória bloqueada e é conduzida para o ventrículo pela via normal, completando a alça reentrante ao retornar para o átrio pela via acessória, que recuperou a excitabilidade a tempo de conduzir o impulso de maneira retrógrada.

DIAGNÓSTICO DIFERENCIAL DAS TAQUICARDIAS SUPRAVENTRICULARES

A duração normal dos complexos QRS ($\leq$ 120 ms) se deve à ativação rápida dos ventrículos através do sistema de condução, logo, as taquicardias que se apresentam com QRS estreito normalmente têm seu estímulo relacionado a uma origem supraventricular. Assim, o termo "taquicardia supraventricular" tem sido tradicionalmente usado para denominar os ritmos acima de 100 bpm não originados nos ventrículos. Apesar disso, é interessante observar que ele não é normalmente empregado para definir a FA, mas que por outro lado é muito associado à TRAV, um ritmo que por definição não tem uma origem supraventricular propriamente dita. Assim, no "jargão" médico, acaba sendo utilizado para se referir às taquicardias regulares com QRS estreito, e, dada a semelhança com que se apresentam ao eletrocardiograma, o diagnóstico diferencial das taquicardias supraventriculares nem sempre é fácil, já que muitas vezes não é possível identificar características eletrocardiográficas que conferem especificidade para a definição de algum ritmo em particular.

Alguns achados presentes nos traçados em ritmo sinusal podem sugerir o diagnóstico da taquicardia (como é o caso de pacientes com pré-excitação ventricular, cuja presença torna mais provável a hipótese de reentrada AV), e sua análise comparativa com os traçados na vigência da taquicardia pode ser útil na presunção do mecanismo da arritmia, como em alguns casos de taquicardia por reentrada nodal (TRN), na qual a condução da onda P retrógrada pode inscrever ondas r' na derivação V1 e ondas S nas derivações inferiores. De maneira análoga, a onda P retrógrada na TRAV, mais afastada do complexo QRS, pode provocar o infradesnivelamento do segmento ST, alteração que não é normalmente observada durante o ritmo sinusal.

A relação da onda P com os complexos QRS adjacentes, quando ela é visível, também é útil no direcionamento da hipótese nesses casos. Quando há uma onda P para cada complexo QRS no traçado, devemos analisar se ela está mais próxima do QRS que está antes ou do que está depois dela. Nas taquicardias por reentrada nodal típica e por reentrada AV, a despolarização segue o sentido ventrículo-atrial por uma via rápida, gerando ondas P retrógradas mais próximas dos complexos QRS precedentes (localizadas, portanto, antes da metade do intervalo RR – o chamado "intervalo RP' curto"). O circuito mais curto da TRN faz com que a onda P fique ainda mais próxima do QRS nesses casos, por vezes sobrepondo-se a ele (não sendo visível ou originando as ondas pseudo-r e pseudo-S citadas anteriormente).

Já na TRAV, a despolarização atrial retrógrada é um pouco mais tardia, pois os ventrículos devem ser despolarizados antes que o impulso consiga ascender aos átrios pela via acessória, gerando ondas P um pouco mais afastadas do QRS anterior, apesar de ainda se manterem mais próximas deste em relação ao QRS que as sucede. Assim, dentre as taquicardias com intervalo RP' curto, um valor de corte de 90 ms entre o início da onda R e o início da onda P retrógrada foi estabelecido como referência para distinguir essas duas possibilidades por meio do eletrocardiograma convencional, pois o valor de 70 ms encontrado no estudo eletrofisiológico é pouco prático e de difícil aplicação quando extrapolado para o ECG de superfície.

Nos casos em que a onda P está mais próxima do QRS seguinte (portanto localizada além da metade do intervalo RR, ou seja, intervalo RP' longo), admite-se que se trata de uma onda P anterógrada que gerou a despolarização ventricular subsequente, sugerindo então o diagnóstico de TA. Excepcionalmente, as arritmias de reentrada cujo impulso desce aos ventrículos pela via rápida e sobe aos átrios pela via lenta (TRN atípica e TRAV de Coumel) também podem se manifestar com intervalo RP' longo (Figura 31), sendo possíveis diagnósticos diferenciais nesse caso, apesar de serem condições pouco frequentes na prática clínica.

A taquicardia juncional, além de incomum no adulto, pode se apresentar com frequência ventricular mais alta do que a frequência atrial, inclusive com dissociação AV, ao contrário dos demais subtipos citados. No entanto, quando a frequência atrial é mais alta que a frequência ventricular (mais de uma onda P para cada QRS), o diagnóstico de *flutter* ou TA torna-se mais provável. Essas duas condições, somadas à FA, podem determinar a irregularidade do ritmo cardíaco em vigência da taquicardia. O padrão da irregularidade pode auxiliar na diferenciação dessas etiologias, já que o

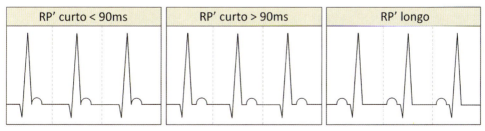

Figura 31 Classificação dos padrões de associação de complexos QRS e ondas P, conforme o intervalo RP'.

bloqueio AV variável no *flutter* e na TA pode produzir intervalos RR diferentes, mas que se reproduzem ao longo do traçado, enquanto na FA destaca-se a variabilidade chamada de "irregularmente irregular", exceto nos casos com resposta ventricular muito elevada, que pode transmitir a sensação de certa regularidade.

Nas taquicardias atriais automáticas, os fenômenos de aceleração inicial seguida de desaceleração (*warm-up/cool-down*) também podem transmitir uma impressão de irregularidade, podendo ser confundida com a FA.

Essas características foram compiladas em um algoritmo que facilita o diagnóstico diferencial das taquicardias supraventriculares, reproduzido na Figura 32.

Na vigência de qualquer uma das formas de taquiarritmia supraventricular, devemos ter cuidado na interpretação de eventuais alterações isquêmicas do segmento ST. A depressão transitória do segmento ST durante episódios de taquicardia supraventricular mostrou baixa correlação com doença arterial coronariana (DAC) obstrutiva em diversos estudos, podendo até mesmo provocar a elevação de marcadores séricos de necrose miocárdica, possivelmente relacionada a injúria miocárdica de outra origem, como o desbalanço entre a oferta e a demanda de oxigênio no miocárdio durante o episódio de taquicardia. A interpretação desses achados deve ser individualizada, levando em consideração a apresentação clínica do paciente, bem como seus antecedentes e a estratificação de risco para síndrome coronariana aguda.

EXTRASSÍSTOLES: OS BATIMENTOS PRECOCES

Por definição, os batimentos que repentinamente se antecipam ao intervalo previsto dentro de um padrão de regularidade do ritmo são chamados de extrassístoles. Vimos que esses batimentos precoces estão relacionados à deflagração de arritmias pelo mecanismo de reentrada, porém eles podem por si sós ser a manifestação principal de arritmia em muitos pacientes, sendo inclusive a forma mais comum de distúrbio do ritmo encontrada na população geral. Podem ter origem anatômica em locais variados, sendo normalmente classificadas em supraventriculares ou ventriculares, pela diferença nos aspectos morfológicos e na relevância clínica que existe entre a origem atrial e ventricular das extrassístoles.

Extrassístoles atriais

As extrassístoles que surgem nos átrios se assemelham muito ao ritmo ectópico atrial: são batimentos supraventriculares que se originam em focos de despolarização

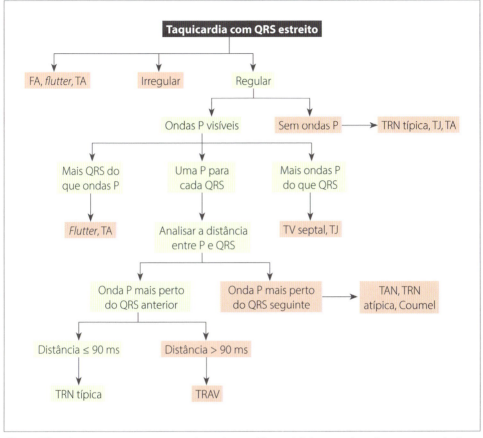

Figura 32 Algoritmo consagrado no diagnóstico diferencial das taquicardias supraventriculares ao eletrocardiograma.

FA: fibrilação atrial; TA: taquicardia atrial; TJ: taquicardia juncional; TRAV: taquicardia por reentrada atrioventricular; TRN: taquicardia por reentrada nodal; TV: taquicardia ventricular.

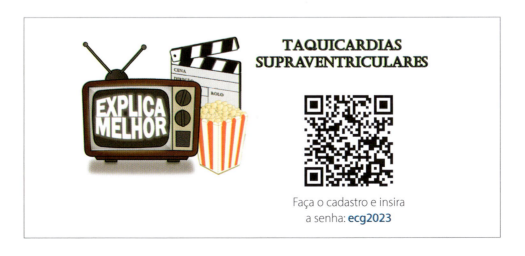

fora do nó sinusal, gerando complexos QRS que adquirem a mesma morfologia dos demais batimentos normais do paciente. Também são precedidas por ondas P, que podem adquirir morfologias variadas, conforme o local de origem desses impulsos (inclusive morfologias indistinguíveis das ondas P sinusais), já que a ativação se inicia em focos ectópicos nos átrios e antecede a despolarização dos ventrículos. Apesar de todas essas semelhanças entre as extrassístoles atriais e os batimentos sinusais, são esses detalhes na morfologia da onda P (e eventualmente variações no intervalo PR) que permitem a diferenciação entre um e outro. Além disso, essa onda P ectópica surge precocemente em meio ao ritmo regular e por isso consegue se insinuar entre os estímulos disparados pelo nó sinusal, trazendo consigo um complexo QRS antecipado.

A pausa compensatória que surge depois da extrassístole é outro aspecto que facilita seu reconhecimento, e está relacionada a um fenômeno eletrofisiológico complexo, mas relativamente fácil de entender: o impulso que surge em um foco ectópico no átrio se propaga em todas as direções, despolarizando o músculo atrial e também penetrando no nó sinusal; isso faz com que um novo ciclo sinusal seja reiniciado a partir da extrassístole, prolongando o intervalo entre os dois batimentos sinusais adjacentes a ela. Assim, um batimento supraventricular precoce que é seguido por uma pausa e é precedido por uma onda P cuja morfologia difere da onda P sinusal caracteriza uma extrassístole atrial (EA); apesar de simples, seu reconhecimento pode ser dificultado por algumas armadilhas. Como comentado anteriormente, a onda P da extrassístole pode adquirir uma morfologia muito semelhante à da onda P sinusal, podendo ser confundida com a arritmia sinusal, por exemplo. É muito comum também que a onda P precoce se sobreponha à onda T ou até mesmo ao complexo QRS precedente, podendo passar despercebida; a comparação com os batimentos normais dentro do mesmo traçado permite a identificação de deformidades que sugerem a presença de uma onda P "escondida" (Figura 33). Em algumas situações, a extrassístole de fato pode não ser precedida por uma onda P ou até mesmo ser acompanhada de uma onda P retrógrada, nos casos em que ela se origina na junção AV (à semelhança do ritmo juncional), limitando o uso desse critério eletrocardiográfico para seu diagnóstico (Figura 34).

Outra dificuldade frequente é a diferenciação com a FA, nos casos em que há elevada quantidade de extrassístoles, por vezes combinadas em sequência, determinando irregularidade do ritmo cardíaco; a identificação de atividade atrial organizada e de batimentos sinusais intercalados é a chave para a correta interpretação dessas alterações.

Por fim, as extrassístoles supraventriculares podem apresentar alargamento do QRS, alteração relacionada ao fenômeno de "aberrância da condução", no qual a condução AV por algum dos ramos do feixe de His é bloqueada, fazendo com que

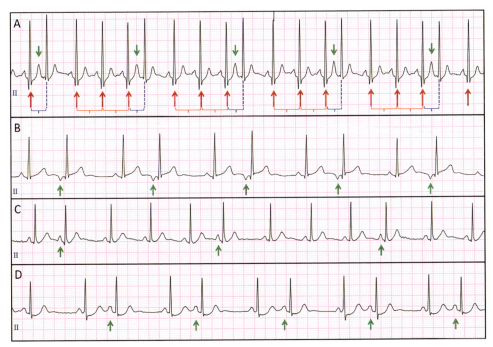

Figura 33 A: as extrassístoles (linhas pontilhadas azuis) são reconhecidas por sua precocidade em relação ao intervalo entre os batimentos sinusais (setas vermelhas) e pela pausa compensatória que as sucede. São precedidas por ondas P que também são precoces em relação ao intervalo sinusal prévio, e cujo reconhecimento nem sempre é fácil, pois podem estar sobrepostas às ondas T, deformando-as (setas verdes). B: conforme o sítio anatômico de origem das EA, as ondas P podem apresentar morfologias variadas, inclusive negativas nas derivações inferiores (setas verdes). C e D: da mesma maneira, as extrassístoles que se originam em focos próximos do nó sinusal podem apresentar ondas P (setas verdes) com morfologia muito semelhante à das ondas P sinusais, dificultando seu reconhecimento.

EA: extrassístoles atriais.

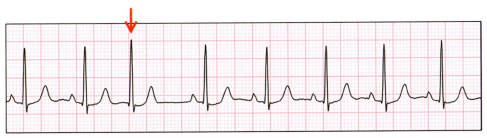

Figura 34 Exemplo de extrassístole juncional (seta vermelha); observe a morfologia idêntica a dos batimentos sinusais, indicando sua origem supraventricular, porém sem a presença de P, nem mesmo dentro da onda T precedente, que não apresenta nenhum tipo de deformidade sugestiva de sobreposição.

o batimento adquira uma morfologia transitória de bloqueio de ramo e simulando assim uma extrassístole ventricular (EV). As estratégias para diferenciação entre a aberrância de condução e a origem ventricular dos batimentos serão discutidas mais detalhadamente adiante.

Do ponto de vista clínico, as extrassístoles supraventriculares não trazem consigo um impacto prognóstico significativo, exceto pelo fato de sinalizarem um maior risco de FA quando muito frequentes, e têm potencial para provocar sintomas, que normalmente não refletem o grau de complexidade da arritmia (há quem relate sintomatologia com raras extrassístoles, e pacientes com elevada densidade que não referem sintomas). São comumente observadas tanto em indivíduos cardiopatas quanto naqueles sem evidência de doença cardíaca, mas as condições que cursam com sobrecarga atrial (como hipertensão arterial, valvopatias e hipertrofias ventriculares) sem dúvida predispõem ao surgimento desse tipo de arritmia, assim como diversas patologias extracardíacas (distúrbios da tireoide, desequilíbrio hidroeletrolítico etc.). Elas podem se apresentar uma a uma de maneira isolada, em pares ou em salvas de três ou mais batimentos, as quais já caracterizam uma TA, que pode ser classificada como não sustentada caso sua duração não ultrapasse 30 segundos, ou sustentada quando é mais prolongada que esse valor de corte ou caso provoque instabilidade clínica (dor torácica, dispneia, hipotensão ou síncope).

Aberrância de condução e extrassístole atrial bloqueada

Na rotina de análise das arritmias cardíacas, nos acostumamos a reconhecer os batimentos com origem supraventricular como aqueles que têm o QRS estreito, diferenciando-os assim dos ritmos que se originam nos ventrículos, já que estes apresentam um QRS alargado. Entretanto, esse critério infelizmente não é suficiente para determinarmos com precisão a origem anatômica do ritmo cardíaco, pois os impulsos que se originam nos átrios e na junção AV podem gerar complexos QRS largos mesmo utilizando o sistema de condução para despolarizar os ventrículos. Esse fenômeno é chamado de "aberrância da condução", e ocorre quando o estímulo encontra em seu caminho um dos ramos do feixe de His em período refratário, sendo conduzido estritamente pelo ramo contralateral, o que gera uma despolarização anormal dos ventrículos, exatamente como vimos acontecer nos bloqueios de ramo. Logo, a aberrância de condução é uma espécie de bloqueio de ramo transitório, e normalmente acompanha uma EA, pois ela surge precocemente em relação ao ritmo de base, "surpreendendo" o sistema de condução em seu período refratário (Figura 35).

Seção 2 Arritmias cardíacas 105

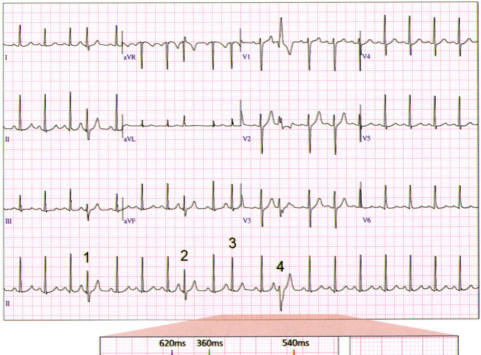

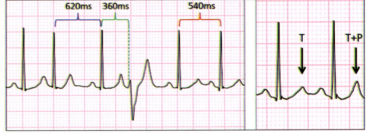

Figura 35 Exemplo de EA com aberrância da condução. Acima, o batimento de número 3 apresenta a mesma morfologia dos batimentos sinusais, não deixando dúvidas sobre sua origem supraventricular. Os de números 1 e 2 apresentam algum grau de semelhança com os batimentos sinusais, porém notamos a presença de um aumento em sua duração à custa de uma onda terminal "S" empastada, que indica um atraso final da condução pelo ramo direito, que se encontra em período refratário relativo. Já o batimento assinalado com o número 4 tem um aspecto bastante anômalo, com um complexo QRS alargado e morfologia de BRD, pois dessa vez encontra em seu trajeto o ramo direito em período refratário absoluto. Em comum entre eles há uma deformidade das ondas T precedentes, indicando a presença de ondas P precoces. Abaixo, ECG anterior ampliado: no quadro à esquerda, após a pausa extrassistólica de 620 ms, o período refratário do sistema de condução aumenta em relação ao encontrado no ciclo sinusal (540 ms); assim, uma nova extrassístole nesse momento, com tempo de acoplamento de 360 ms, é conduzida com aberrância. No quadro à direita, a morfologia diferente entre as duas ondas T consecutivas indica que há uma onda P sobreposta à segunda, provocando a deformidade observada.

BRD: bloqueio de ramo direito; EA: extrassístole atrial.

A relação entre o tempo de acoplamento da extrassístole (proximidade com o batimento anterior) e o intervalo RR entre os dois batimentos que antecedem a extrassístole é que determinará se ela será conduzida com aberrância ou não, já que o período refratário do sistema de condução é dinâmico, e varia proporcionalmente ao intervalo RR precedente (quanto maior a distância entre dois batimentos, maior será o tempo refratário naquele momento). Isso explica o fenômeno de Ashman, que nada mais é que a aberrância de condução vista na FA: como o intervalo entre os batimentos varia muito nesse tipo de ritmo, quando um ciclo longo é seguido por um ciclo curto, o batimento seguinte pode ser conduzido com QRS alargado, pois o período refratário do sistema de condução havia aumentado proporcionalmente ao intervalo RR anterior (Figura 36).

Outra situação muito comum que também envolve esse mecanismo de regulação dinâmica do período refratário é o bloqueio da extrassístole. Ele corre quando o batimento é precoce o bastante para se deparar com os dois ramos do feixe de His ainda refratários, de maneira que ela não pode ser conduzida aos ventrículos, não gerando um complexo QRS. Assim, a extrassístole supraventricular bloqueada é um dos diag-

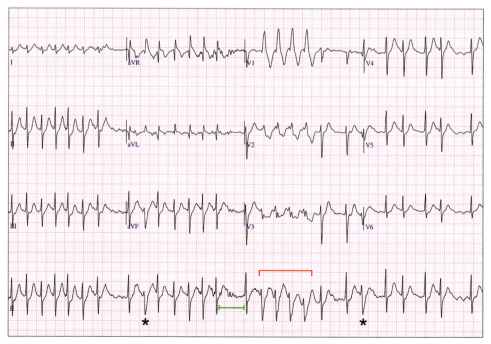

Figura 36 Traçado de FA com episódios de fenômeno de Ashman. Observe que a salva de batimentos com aberrância da condução (QRS alargado e morfologia de BRD em V1, destacados pelo colchete vermelho) é iniciada por um intervalo RR curto que sucedeu um intervalo RR longo (destacado pelo colchete verde). Esse padrão se repete em outros batimentos da sequência, destacados pelos asteriscos.

BRD: bloqueio de ramo direito; FA: fibrilação atrial.

nósticos diferenciais das pausas no eletrocardiograma, e devemos sempre buscar pela onda P precoce bloqueada (muitas vezes inserida na onda T anterior) para esclarecer esses casos (Figura 37).

Extrassístoles ventriculares

Os batimentos precoces que se insinuam em meio ao ritmo de base também podem ter origem nos ventrículos, o que lhes confere uma característica própria que facilita seu reconhecimento: o alargamento do complexo QRS. Isso acontece porque o estímulo que se origina no ventrículo se propaga através do miocárdio ao longo do processo de despolarização cardíaca, sem utilizar o sistema de condução especializado como fazem os batimentos que se originam nos átrios ao percorrer seu trajeto em direção aos ventrículos. Como a velocidade de condução do impulso é mais lenta no músculo cardíaco, o tempo de ativação ventricular fica mais prolongado, refletindo em um aumento na duração do complexo QRS.

Ao contrário das extrassístoles atriais, as extrassístoles ventriculares não são precedidas por ondas P, já que não respeitam a sequência de ativação atrial seguida da ativação ventricular. Quando identificarmos uma onda P antes de uma extrassístole com QRS alargado, é importante nos certificarmos de que não se trata de uma onda P sinusal dissociada daquele batimento, característica que praticamente garantirá o diagnóstico da origem ventricular da extrassístole (Figura 38).

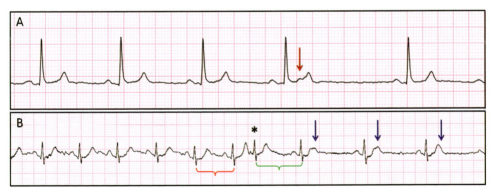

Figura 37 As extrassístoles supraventriculares geram ondas P precoces, cujo bloqueio se relaciona ao período refratário do sistema de condução. Em A, a onda P da extrassístole (seta vermelha) é tão precoce que incide entre o complexo QRS e a onda T do batimento anterior, no período refratário absoluto do sistema de condução. Em B, as EA bloqueadas geram pausas no traçado, e suas ondas P incidem sobre as ondas T precedentes, deformando-as (setas azuis). Observe que a EA destacada pelo asterisco foi conduzida e gerou um complexo QRS, pois o período refratário do sistema de condução era proporcional ao intervalo RR precedente (colchete vermelho), menor em relação à pausa pós-extrassistólica (colchete verde), que induziu o bloqueio das extrassístoles que surgiram na sequência.

EA: extrassístoles atriais.

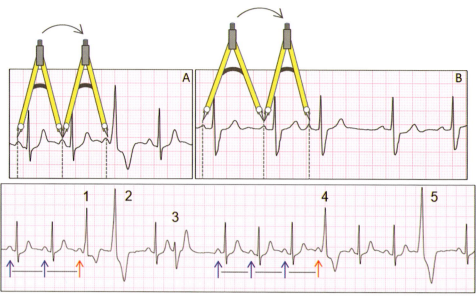

Figura 38 Utilizando um instrumento de medida (compasso, régua), podemos comparar os intervalos entre as ondas P, para então determinar se há precocidade (B) ou não (A) em relação aos intervalos PP prévios. Quando as extrassístoles são precedidas por ondas P, devemos nos certificar de que não se trata de ondas P sinusais dissociadas. No traçado acima, todos os batimentos precoces são de origem ventricular, porém os de números 1 e 4 são precedidos por ondas P, que na verdade são ondas P sinusais dissociadas, se compararmos seu intervalo com o das ondas P precedentes, bem como sua distância para a extrassístole. O batimento número 3 tem um tempo de acoplamento mais curto, de maneira que devemos observar a morfologia da onda anterior para concluir se há uma onda P sobreposta a ela.

Assim como nos batimentos precoces de origem atrial, uma pausa compensatória normalmente também acompanha as extrassístoles ventriculares (EV) e pode ser explicada não apenas pelo mecanismo de penetração no nó sinusal descrito nas EA (que gera uma pausa compensatória incompleta, menos comum no caso das EV), mas também pelo fenômeno de colisão, no qual o batimento extrassistólico encontra a frente de onda sinusal e a anula, gerando uma pausa correspondente a duas vezes o intervalo RR prévio entre os dois batimentos sinusais que cercam a extrassístole (caracterizando a pausa compensatória completa) – Figuras 39 e 40.

A despolarização ventricular realizada simultaneamente por duas frentes de onda diferentes (a originada no nó sinusal e a que surge em um foco ectópico no ventrículo) pode originar um batimento misto, chamado de fusão ventricular, uma espécie de QRS "intermediário" que reúne características do batimento estreito de origem supraventricular com as do batimento alargado que se origina no ventrículo. Esse fenômeno no qual duas frentes de onda despolarizam o ventrículo ao mesmo tempo, gerando complexos QRS híbridos, foi descrito também na pré-excitação ventricular (Figura 41).

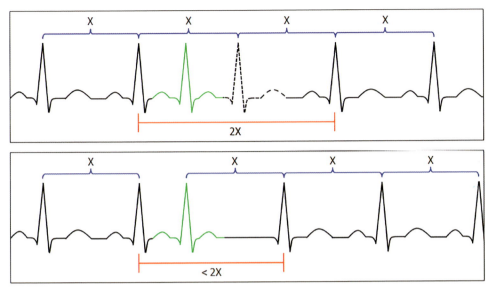

Figura 39 Na pausa compensatória completa (acima), o batimento extrassistólico (em verde) não penetra o nó sinusal e dessa maneira não reinicia seu ciclo, apenas impedindo uma nova despolarização pelo batimento seguinte (linha tracejada), pelo fenômeno de colisão. Logo, sua duração total equivale a dois intervalos RR. Já na pausa compensatória incompleta (abaixo), a extrassístole (em verde) penetra o nó sinusal e reinicia seu ciclo, de maneira que a pausa somará menos de dois intervalos RR em sua duração total.

Assim como as EA, as EV podem surgir tanto em cardiopatas quanto em indivíduos saudáveis (Figura 42). Qualquer estímulo mecânico, elétrico ou químico que incida sobre o miocárdio, seja ele de origem intra ou extracardíaca, pode desencadear o surgimento das EV; entretanto, sua associação com a presença de cardiopatia estrutural é maior se comparada às EA, tornando mandatória a investigação complementar nesses pacientes. Na ausência de doença cardíaca documentada, as EV parecem ter um prognóstico benigno, porém se associam a maior risco de desfechos desfavoráveis nos pacientes com cardiopatia estabelecida.

A forma como se apresentam no ECG também parece ter relevância nesse sentido, com as combinações em pares ou episódios de taquicardia ventricular não sustentada (três ou mais batimentos em sequências de até 30 segundos de duração) ou sustentada (se maior do que 30 segundos ou causando instabilidade) indicando maior risco nesse perfil de pacientes.

Outra terminologia frequentemente utilizada na prática clínica para descrever o padrão de surgimento das extrassístoles é o bigeminismo, quando se intercalam uma a uma com os batimentos sinusais (Figura 43), ou trigeminismo, quando a cada dois batimentos normais surge uma extrassístole, e assim por diante.

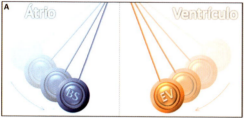
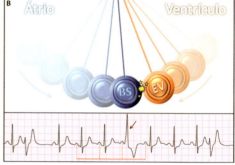
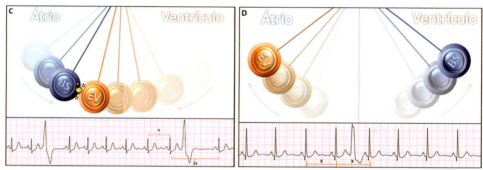

Figura 40 A: duas frentes de onda originadas em câmaras diferentes se propagam em sentidos opostos, em direção à câmara adjacente, como dois pêndulos em movimento contrário. A depender da frequência do nó sinusal e do intervalo de acoplamento da extrassístole ventricular, o encontro entre as duas frentes de onda pode ocorrer em diferentes pontos anatômicos. B: o estímulo sinusal já havia atingido o ventrículo e despolarizado parcialmente essa câmara, gerando um batimento de fusão ao encontrar a EV. C: o estímulo precoce gerado pela EV despolariza os ventrículos e progride em direção aos átrios, colidindo com o estímulo gerado pelo nó sinusal antes que ele possa despolarizar os ventrículos e gerando a pausa pós-extrassistólica completa. Quando o cruzamento entre as duas frentes não gera interferência entre elas (D), os dois fenômenos eletrocardiográficos ocorrem de maneira simultânea, gerando uma extrassístole interpolada, que não modifica o ciclo sinusal prévio.

BS: batimento sinusal; EV: extrassístole ventricular.

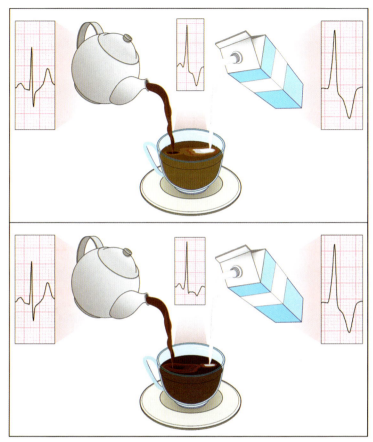

Figura 41 Os batimentos de fusão resultam da ativação ventricular por duas frentes de onda diferentes, que se "misturam" formando complexos QRS com morfologia híbrida. No caso das extrassístoles ventriculares, a combinação entre o batimento sinusal estreito e o batimento de origem ventricular alargado determinará a morfologia do batimento de fusão resultante, conforme a proporção de cada um deles, fenômeno representado na figura acima pela mistura entre café e leite, em quantidades variadas de cada um deles.

BATIMENTOS DE FUSÃO

Faça o cadastro e insira a senha: **ecg2023**

Diagnóstico diferencial das extrassístoles

Favorece extrassístole atrial	Favorece extrassístole ventricular
Presença de onda P precedente, conduzindo o QRS	Ondas P dissociadas dos QRS, intervalos PR variáveis
Duração do QRS < 120 ms	Duração do QRS > 120 ms
Tempo de ativação ventricular < 40 ms	Tempo de ativação ventricular > 50 ms
Duração do QRS aumentada à custa de atraso final da condução	Morfologia de BRE ou de BRD com R monofásica em V1 ou R < S em V6
Morfologia de BRD típico	Pausa compensatória completa
Pausa compensatória incompleta	Aspecto de fusão ventricular

Figura 42 Principais características que direcionam o diagnóstico da origem anatômica das extrassístoles.

BRD: bloqueio de ramo direito.

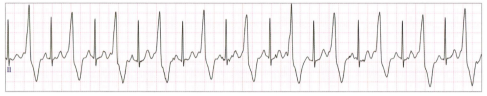

Figura 43 Episódio de bigeminismo ventricular, no qual batimentos sinusais se alternam com EV.
EV: extrassístoles ventriculares.

TAQUICARDIA VENTRICULAR

Assim como as taquicardias atriais e as EA fazem parte do espectro de uma mesma arritmia, as taquicardias ventriculares também compartilham aspectos fisiopatológicos com as EV, sendo uma forma mais complexa de apresentação das arritmias que se originam nos ventrículos, com maior potencial para causar instabilidade clínica/hemodinâmica e com risco de deterioração para parada cardiorrespiratória. Como explicado anteriormente, os episódios mais curtos e sem repercussão clínica são chamados de taquicardia ventricular não sustentada (TVNS), enquanto episódios que se prolongam acima de 30 segundos ou associados à instabilidade são denominados de sustentados (TVS).

Outra forma de classificação envolve o aspecto morfológico dos batimentos que compõem a taquicardia, sendo chamada de monomórfica quando os complexos QRS mantêm as mesmas características ao longo da taquicardia ventricular (eixo, polaridade nas diferentes derivações, tipo de morfologia de bloqueio de ramo) e polimórfica quando esses aspectos variam entre os batimentos (Figura 44). Essa análise mor-

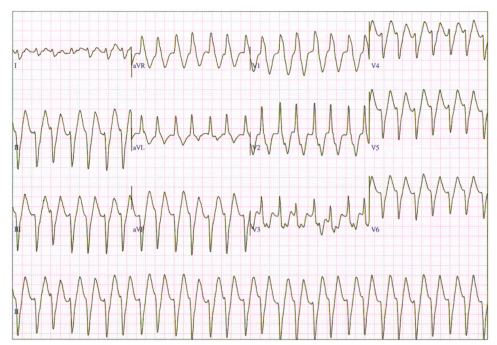

Figura 44 Exemplo de TV monomórfica, com complexos QRS que compartilham as mesmas características, como eixo, duração e morfologia de bloqueio de ramo direito.
TV: taquicardia ventricular.

fológica é importante diante de um episódio de taquicardia ventricular (TV), pois pode direcionar o raciocínio clínico com relação ao mecanismo eletrofisiológico e à etiologia da arritmia (p. ex., a TV monomórfica está mais associada ao mecanismo de reentrada, sugerindo a presença de uma área de fibrose no miocárdio, enquanto diante de um episódio agudo de isquemia é mais provável o desencadeamento de uma TV polimórfica).

Um subtipo específico de TV polimórfica é a chamada *torsades de pointes* (torsão das pontas), na qual se observa uma variação cíclica da polaridade dos complexos QRS que lhe confere um aspecto de espiral. Essa forma de TV polimórfica está associada ao prolongamento do intervalo QT, e traz uma particularidade em seu tratamento, que é a boa resposta à infusão de magnésio (Figura 45).

Outro tipo de TV polimórfica que tem forte correlação com condições clínicas específicas é a TV bidirecional, que se caracteriza por complexos QRS que alternam sua polaridade entre positiva e negativa a cada batimento. Essa forma de apresentação é vista em casos de intoxicação digitálica (por uso de digoxina) e em pacientes com TV polimórfica catecolaminérgica.

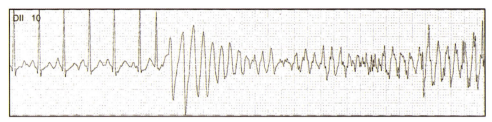

Figura 45 Exemplo de TV polimórfica do tipo *torsades de pointes*. Observe a oscilação na amplitude dos complexos QRS, determinando seu padrão sinusoidal característico.
TV: taquicardia ventricular.

Taquicardia ventricular polimórfica catecolaminérgica

A taquicardia ventricular polimórfica catecolaminérgica é uma causa rara de arritmias ventriculares em pacientes com coração estruturalmente normal e sem prolongamento do intervalo QT ao eletrocardiograma, com prevalência estimada de 1 a cada 10 mil indivíduos na Europa. É uma síndrome hereditária marcada por episódios de síncope e morte súbita relacionadas ao esforço ou ao estresse emocional, com uma taxa de letalidade elevada, variando entre 30 e 50% aos 35 anos de idade; a expressão fenotípica, entretanto, é variada, determinando cursos naturais da doença por vezes assintomáticos.

O eletrocardiograma é normal ao repouso, mas quando é registrado nas provas de esforço exibe uma elevada densidade de EV e eventuais episódios de TV polimórfica, por vezes com o aspecto bidirecional, que é característico da taquicardia ventricular polimórfica catecolaminérgica (TVPC).

Sua base fisiopatológica envolve mutações com ganho de função no gene *RYR2*, que codifica o receptor cardíaco de rianodina/canal de liberação de cálcio, resultando na liberação excessiva desse íon na vigência de estimulação simpática, desencadeando atividade elétrica; mutações nos genes da calsequestrina, triadina e calmodulina também aparecem relacionadas à gênese da síndrome. Com base nesse princípio, seu tratamento é baseado na utilização de fármacos betabloqueadores, em especial o nadolol, e a simpatectomia mostrou benefícios em casos refratários.

É importante ressaltar as possibilidades de diagnóstico diferencial em pacientes que se apresentam com TV polimórfica durante o esforço: entre elas, a síndrome de Andersen-Tawil pode cursar inclusive com a TV bidirecional típica da TVPC, e a isquemia miocárdica torna-se importante diferencial principalmente em indivíduos acima de 40 anos (Figura 46).

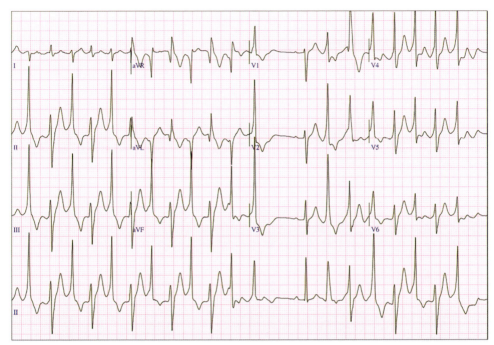

Figura 46 Episódio de TV em paciente com diagnóstico de TVPC. Observe os complexos QRS com polaridade alternante (aspecto bidirecional), típico dessa síndrome. A interrupção transitória da arritmia, no centro do traçado, revela um batimento sinusal do paciente, permitindo sua comparação com os batimentos alargados presentes na arritmia.

TV: taquicardia ventricular; TVPC: taquicardia ventricular polimórfica catecolaminérgica.

Uma informação com potencial valor diagnóstico e prognóstico na avaliação das arritmias ventriculares é a estimativa de seu sítio anatômico de origem por meio do aspecto morfológico ao eletrocardiograma. As arritmias ventriculares idiopáticas ocorrem na ausência de cardiopatia estrutural e estão associadas a evolução benigna, e em mais da metade dos casos se originam nas vias de saída, em especial a do VD (80% desse total).

É importante enfatizar que uma arritmia ventricular com origem nas vias de saída não é obrigatoriamente do tipo idiopática benigna, e por outro lado uma arritmia idiopática pode se originar em outros sítios anatômicos (p. ex., o sistema de condução, os anéis tricúspide ou mitral e os músculos papilares), adquirindo aspectos eletrocardiográficos que fogem ao padrão de via de saída caracteristicamente associado à benignidade.

Diversos algoritmos se propõem a presumir o local de origem das arritmias ventriculares com base no eletrocardiograma, e variações entre eles podem ser encontradas; a Figura 47 mostra um modo de sistematizar o raciocínio para identificar a localização anatômica das arritmias ventriculares.

Localizando o quadrante anatômico de origem das extrassístoles

Dividindo o coração em 4 quadrantes e utilizando as derivações do plano frontal como referência, é possível localizarmos a região da qual se originam as extrassístoles, com base na morfologia de seu complexo QRS.

1

O estímulo progride de cima para baixo ou de baixo para cima?

A polaridade do complexo QRS nas derivações inferiores (D2 e D3) determina a movimentação do impulso na direção vertical. Quando o eixo é inferior (QRS positivo em D2 e D3), o estímulo está se deslocando de cima para baixo, logo, ele surge nas regiões basais do coração, que incluem as vias de saída dos ventrículos e as regiões mais anteriores das valvas atrioventriculares. Quando o eixo é superior (QRS negativo em D2 e D3), o impulso está progredindo de baixo para cima, logo, ele se origina nas regiões inferiores dos ventrículos direito ou esquerdo.

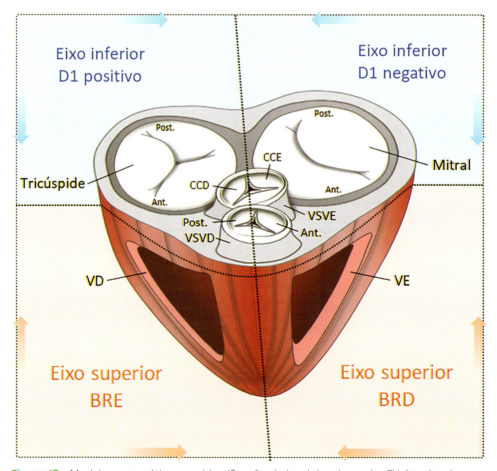

Figura 47 Modelo esquemático para identificação do local de origem das EV. *(continua)*

2	**O estímulo vem da direita para a esquerda ou da esquerda para a direita?**
	Agora, para localizarmos o quadrante anatômico específico de origem das extrassístoles, é preciso identificar o sentido de deslocamento do impulso na direção horizontal. Essa etapa irá diferenciar se o sítio de origem se encontra à direita ou à esquerda da linha média, o que não significa necessariamente uma origem anatômica no ventrículo direito ou esquerdo, já que existe uma sobreposição de estruturas sobre os lados contralaterais, particularmente na região das vias de saída.
	Quadrantes superiores: para as extrassístoles que surgem nas regiões basais dos ventrículos, a diferenciação entre a origem à direita ou à esquerda se dá pela polaridade na derivação D1. As estruturas localizadas à direita (região posterior da VSVD, cúspide coronariana direita da VSVE, região para-hissiana e região anterior do anel tricúspide) geram um complexo QRS positivo em D1. Já as estruturas localizadas à esquerda (região anterior da VSVD, cúspide coronariana esquerda da VSVE, região da continuidade mitroaórtica, região anterior do anel mitral) geram um complexo negativo em D1.
	Quadrantes inferiores: para as extrassístoles que surgem nas regiões inferiores dos ventrículos, a morfologia de bloqueio de ramo esquerdo ou direito é o que mais contribui com a identificação de sua origem. As estruturas relacionadas ao ventrículo direito (incluindo a região mais posterior do anel tricúspide) geram um complexo QRS com morfologia de BRE, enquanto as extrassístoles que se originam em estruturas do ventrículo esquerdo (incluindo a região mais posterior do anel mitral) adquirem a morfologia de BRD.

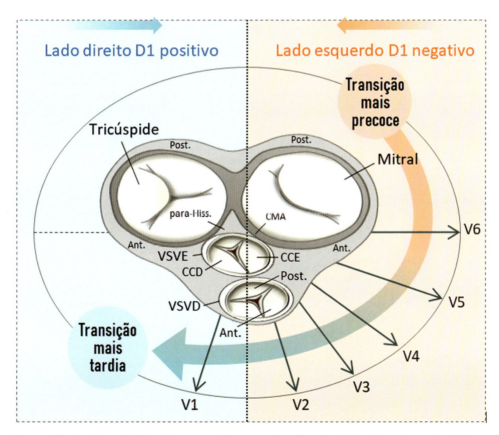

Figura 47 *(continuação)* Modelo esquemático para identificação do local de origem das EV. *(continua)*

Refinando a localização das extrassístoles dentro dos quadrantes
Uma vez definido o quadrante anatômico de origem da extrassístole, podemos localizar com mais precisão a qual estrutura o surgimento do estímulo está relacionado.
Quadrante superior direito
A posição oblíqua do coração dentro do tórax faz com que as vias de saída sejam mais superiores em relação à região para-hissiana e ao anel tricúspide, de maneira que a polaridade do complexo QRS na derivação aVL (uma derivação localizada à esquerda e superiormente) permite a diferenciação entre elas, já que as extrassístoles de via de saída normalmente apresentam QRS negativo nessa derivação (padrão QS), enquanto as EV que surgem mais inferiormente mostram deflexões positivas em aVL (R ou R). Um QRS mais estreito (duração < 130 ms) é característico da EV para-hissiana, pois ela se beneficia do sistema de condução mais precocemente.
Para diferenciar a origem na região posterior da VSVD ou na cúspide coronariana direita da VSVE, devemos analisar a transição R/S (momento em que ocorre a inversão da polaridade do QRS) nas derivações precordiais. Uma transição além de V3 sugere origem na VSVD, enquanto a transição que ocorre até V2 sugere origem na VSVE. Se a transição ocorrer em V3, devemos compará-la com a transição em ritmo sinusal: caso ocorra depois, trata-se de uma origem na VSVD.
Quadrante superior esquerdo
Quanto mais anterior for a origem do estímulo, mais tardia será a transição precordial, com EV da VSVD apresentando transição em V3 a V5, e EV da VSVE com transição em V1 ou V2, enquanto a origem no anel mitral ou continuidade mitroaórtica modifica o padrão de BRE para BRD.

Figura 47 *(continuação)* Modelo esquemático para identificação do local de origem das EV.

BRD: bloqueio de ramo direito; BRE: bloqueio de ramo esquerdo; CCD: cúspide coronariana direita; CCE: cúspide coronariana esquerda; CMA: continuidade mitroaórtica; VD: ventrículo direito; VE: ventrículo esquerdo; VSVD: via de saída do ventrículo direito; VSVE: via de saída do ventrículo esquerdo.

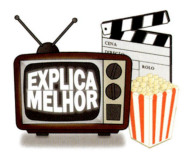

Faça o cadastro e insira a senha: **ecg2023**

A grande dificuldade que se impõe no diagnóstico eletrocardiográfico da TV é a diferenciação com as taquicardias supraventriculares com aberrância de condução ou com bloqueio de ramo prévio, pois todas elas se apresentam sob a forma de taquicardias com QRS largo.

DIAGNÓSTICO DIFERENCIAL DAS TAQUICARDIAS DE QRS LARGO

As taquicardias que se apresentam com QRS largo ao eletrocardiograma (duração QRS ≥ 120 ms) normalmente são motivo de incerteza diagnóstica e podem gerar ansiedade e insegurança na condução do caso clínico, já que a diferenciação entre a origem supraventricular ou ventricular nem sempre é simples e intuitiva, apesar de ser fundamental para o manejo adequado do paciente, com etiologias, tratamento e prognósticos muito diferentes entre si.

Se somarmos a isso o caráter de emergência normalmente relacionado a esses casos, quando as decisões devem ser rápidas e há menor margem para erros, e o impacto negativo que o diagnóstico incorreto pode causar nos desfechos clínicos, estamos diante de um cenário dos mais desafiadores para o médico, e que coloca à prova sua confiança. Exemplo disso é o elevado percentual de discordância no diagnóstico de taquicardias de QRS largo entre observadores no ambiente de pronto-socorro, chegando a valores de 50% em alguns estudos, e acurácia diagnóstica apenas moderada nesse mesmo contexto, ao redor de 70%, mesmo utilizando algoritmos consagrados e que provaram aperfeiçoar essas variáveis. Até mesmo quando profissionais mais experientes e com formação especializada foram testados, os valores de especificidade variaram de 43 a 70%, ainda longe dos ideais.

Dessa maneira, entender os mecanismos fisiológicos da ativação cardíaca que explicam os critérios mais utilizados para diagnóstico diferencial das taquicardias de QRS largo, e assim poder deduzi-los em vez de apenas decorá-los, surge como uma maneira de aprimorar a interpretação eletrocardiográfica nos casos mais duvidosos.

APRESENTAÇÃO CLÍNICA E HISTÓRIA PATOLÓGICA PREGRESSA: IMPORTANTES ALIADOS

Dados de anamnese e exame físico têm sido os pilares no raciocínio clínico e na elaboração de hipóteses diagnósticas desde os primórdios da medicina, e se mantêm fundamentais mesmo na era da evolução tecnológica, quando os exames complementares vêm assumindo um papel de protagonismo na avaliação médica. No caso das taquicardias de QRS largo, não há dados de história ou alterações de exame físico que permitam por si sós elucidar o dilema diagnóstico, nem devem ser o fator decisivo na elaboração do laudo eletrocardiográfico, mas sim ferramentas auxiliares na composição do raciocínio como um todo e que, associadas às alterações do ECG, definirão a conduta mais apropriada.

Sabe-se que a causa mais comum de taquicardia de QRS largo no ECG é a TV, responsável por cerca de 80% dos casos, seguida pelas taquicardias supraventriculares com aberrância ou bloqueio de ramo prévio (15%), e pelas taquicardias supraventriculares "pré-excitadas" (5%), ou seja, conduzidas de maneira anterógrada por uma via acessória. Se considerarmos uma população como a de pacientes com história de infarto do miocárdio ou insuficiência cardíaca, o valor preditivo positivo para TV atinge valores acima de 95%.

Em suma, a anamnese simples é capaz de estabelecer a probabilidade pré-teste que, associada à prevalência de doença cardíaca estrutural, pode predizer uma alta chance de a taquicardia ser de origem ventricular. Com base no exposto até então, e considerando que o efeito de medicações usadas no tratamento das taquicardias supraventriculares, como betabloqueadores e bloqueadores do canal de cálcio, pode levar a deterioração hemodinâmica e desfechos clínicos adversos na TV, é razoável admitir o diagnóstico de TV até que se prove o contrário. Em um cenário no qual a incerteza predomina, os critérios expostos a seguir são de grande valia para elevar a acurácia da interpretação eletrocardiográfica.

ASPECTOS ELETROCARDIOGRÁFICOS NO DIAGNÓSTICO DIFERENCIAL DAS TAQUICARDIAS DE QRS LARGO

Dissociação atrioventricular

A dissociação atrioventricular (ausência de relação entre a despolarização dos átrios e dos ventrículos, nessa ordem) é um sinal indireto da origem ventricular da taquicardia e dos mais lembrados entre os critérios diagnósticos nas taquicardias de QRS largo, pela fácil compreensão de seu mecanismo fisiológico. A contração ventricular a uma frequência maior e sem relação cronológica com a contração atrial sugere que o estímulo para despolarização dos ventrículos está localizado abaixo do NAV e independente daquele que comanda a despolarização dos átrios. Além disso, são poucas e raras as condições que também cursam com esse achado, como formas incomuns de taquicardia de Mahaim (vias acessórias que comunicam os átrios ao sistema de condução infra-hissiano). Isso o torna um grande preditor de TV quando encontrado, conferindo-lhe especificidade próxima de 100%, como a observada no estudo de Brugada que o elencou como um dos critérios diagnósticos em seu algoritmo (Figura 48).

Apesar disso, a baixa sensibilidade (valores como 21%) surge como limitação em sua aplicabilidade de forma isolada. Isso se deve à dificuldade de identificação da onda P em meio ao ritmo taquicárdico, muitas vezes oculta dentro do QRS ou onda T, e à condução ventrículo-atrial presente em até 50% das TV, mimetizando uma relação de condução 1:1 entre as duas câmaras. Há maior chance de detecção da dissociação AV nas derivações em que a onda P é mais proeminente (derivações inferiores e V1), e recomenda-se a utilização da derivação de Lewis (obtida na derivação D1, ao colocar os eletrodos dos braços direito e esquerdo adjancentes à borda esternal direita, no segundo e quarto espaços intercostais, respectivamente), para facilitar sua visualização e aumentar sua sensibilidade (Figura 49).

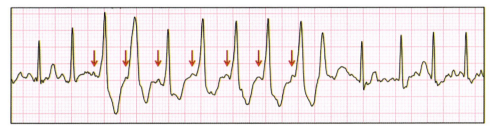

Figura 48 Dissociação AV durante episódio de TVNS. Observe a regularidade das ondas P, que não mantém relação de condução com os complexos QRS adjacentes.
AV: atrioventricular; TVNS: taquicardia ventricular não sustentada.

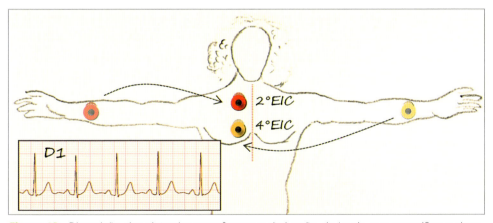

Figura 49 Disposição dos eletrodos para formar a derivação de Lewis, que magnifica a visualização da onda P. Os eletrodos dos membros superiores são reposicionados na borda esternal direita, de maneira que o registro dessa derivação será projetado em D1.

Análise morfológica do complexo QRS

Quando a dissociação AV não está presente ou não pode ser facilmente identificada, deve-se avaliar a morfologia do complexo QRS em diferentes derivações para, com base nas características dos vetores que o formam (polaridade, amplitude e duração), presumir a origem da taquicardia. Esse talvez seja um passo limitante para muitos profissionais, pois o desconhecimento sobre os mecanismos eletrofisiológicos básicos da ativação cardíaca impede a compreensão dos fundamentos das alterações encontradas, exigindo a memorização simples dos critérios; isso favorece o esquecimento rápido com o desuso e a dificuldade em interpretar apresentações atípicas. Portanto, ao compreender como o complexo QRS normal é formado, é mais fácil explicar o mecanismo das alterações vistas nas situações patológicas, e dessa maneira diagnosticá-las.

Polaridade nas derivações precordiais e em aVR

Nas taquicardias de origem supraventricular, que despolarizam os ventrículos por meio do sistema de condução, a ativação inicial do septo, seguida pela ativação dos ventrículos, gera vetores em direções diferentes, e às vezes opostos entre si em algumas derivações do eletrocardiograma. Assim, é pouco provável que uma taquicardia supraventricular com condução aberrante produza complexos QRS estritamente positivos ou negativos em todas as derivações precordiais (sem ondas com polaridades opostas em relação à linha de base, ou seja, ausência de complexos com morfologia RS), tornando esse padrão muito específico das taquicardias ventriculares (especificidade de 100% no estudo de Brugada que o coloca como um dos critérios diagnósticos em seu algoritmo), apesar da baixa sensibilidade (26%).

Em um raciocínio análogo, a concordância positiva ou negativa entre os complexos QRS nas derivações precordiais (todos complexos voltados para cima ou para baixo em relação à linha de base) tem alta especificidade para TV, apesar da baixa sensibilidade desse critério (presente em apenas cerca de 20% das TV). Enquanto a concordância negativa sugere um estímulo com origem na região apical do VE, sendo quase sempre diagnóstica de TV, a concordância positiva sugere que a ativação ventricular iniciou-se na região posterolateral do VE, podendo surgir também em casos de TRAV antidrômica conduzida por uma via acessória com localização posterior ou lateral esquerdas.

Se analisarmos ainda a polaridade do complexo QRS na derivação aVR, localizada no plano frontal, perceberemos que o estímulo supraventricular que despolariza os ventrículos pelo sistema de condução, no sentido de cima para baixo, afasta-se dessa derivação e gera um vetor oposto a ela, inscrevendo uma onda inicial negativa em aVR (onda Q) – Figura 50. Isso faz com que a presença de uma onda inicial po-

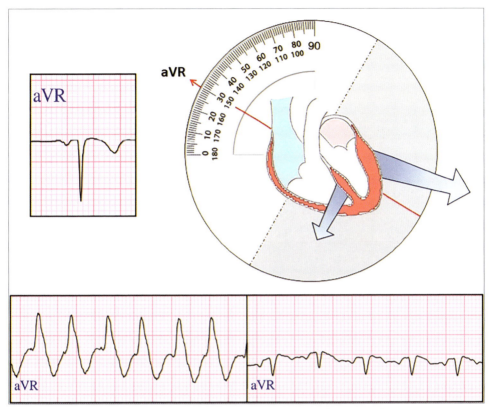

Figura 50 Acima: a despolarização normal do septo e do VE (setas azuis) gera vetores que se opõem à derivação aVR no plano frontal, inscrevendo uma onda inicial negativa nessa derivação. Na tira abaixo, traçados do mesmo paciente na derivação aVR, durante episódio de TV (à esquerda), e em ritmo sinusal (à direita).

TV: taquicardia ventricular; VE: ventrículo esquerdo.

sitiva nessa derivação (onda R) seja um achado com elevada especificidade para TV, próxima de 99%, como foi observado no estudo de Vereckei que o coloca como um dos critérios diagnósticos em seu algoritmo.

Morfologia em V1 e V6

Nas taquicardias de origem supraventricular com aberrância de condução, espera-se encontrar um padrão morfológico com características típicas de bloqueio de ramo, nas derivações antagônicas V1 e V6. Ao se observar um padrão de bloqueio de ramo anômalo, que foge às características eletrofisiológicas esperadas nessa condição, este se torna muito sugestivo de ser de origem ventricular.

No caso de uma TV com morfologia de bloqueio de ramo direito (BRD), uma frente de onda progride do VE em direção à derivação precordial direita V1, formando um padrão de onda R proeminente nessa derivação (R puro, Rsr' ou qR), ao contrário do padrão trifásico visto no BRD clássico, com onda r inicial correspondente à ativação do septo, onda S que se afasta de V1 (ativação do VE) e R' correspondente à ativação lenta do VD. Em V6 o padrão RS corresponde à ativação inicial do VE (onda R) acompanhada da ativação lenta do VD (onda S), o que faz com que a voltagem da onda R seja maior que a da onda S, pela diferença de massa entre os ventrículos (R > S). Ao se observar um padrão R < S, a origem ventricular torna-se suspeita.

Já no caso de uma TV com morfologia de bloqueio de ramo esquerdo (BRE), há uma frente de onda que progride da direita para a esquerda, afastando-se de V1 assim como ocorre na TSV com BRE; porém na TV o estímulo é conduzido através do miocárdio, enquanto na TSV ele percorre inicialmente o ramo direito íntegro. Dessa maneira, apesar de terem a mesma orientação vetorial (da direita para a esquerda, afastando-se de V1), suas características morfológicas são distintas; o impulso de origem ventricular apresenta uma onda r inicial alargada (> 30 ms), assim como a duração da onda S (> 60 ms), que pode apresentar entalhes em sua fase descendente, pela maior dificuldade de condução do estímulo por meio do tecido muscular. Em V6, a presença de onda Q é muito sugestiva de TV, indicando que a frente de onda se afasta da região apical do VE e, portanto, das derivações laterais esquerdas, pois no BRE a ativação inicial anormal do septo, da direita para a esquerda, gera um vetor orientado no sentido de V6, aproximando-se dessas derivações (Figura 51).

Duração do complexo QRS e tempo de ativação ventricular

A velocidade do impulso elétrico cardíaco varia conforme as propriedades de condução do tecido envolvido, sendo mais rápido no sistema de condução especializado e mais lento através das células do miocárdio. Enquanto um estímulo de origem supraventricular percorre o sistema His-Purkinje no processo de ativação cardíaca, um impulso de origem ventricular despolariza o miocárdio percorrendo o músculo cardíaco célula a célula. O resultado disso é o alargamento do complexo QRS não só em sua duração total (com valores maiores que 140 ms no BRD e maiores que 160 ms no BRE, sugerindo uma origem ventricular), mas principalmente à custa de sua porção inicial, a chamada "ativação ventricular".

Esse fenômeno explica o alargamento das ondas iniciais que formam o complexo QRS, sendo utilizado como critério diagnóstico de TV em diversos algoritmos, como os de Brugada (tempo do maior intervalo medido do início da onda R ao nadir da onda S maior que 100 ms), Vereckei (onda inicial r ou q, na derivação aVR, com duração maior que 40 ms) e Pava (duração do intervalo do início do QRS ao pico da onda R, na derivação D2, maior que 50 ms), todos com acurácia elevada (maior que 90%) – (Figura 52).

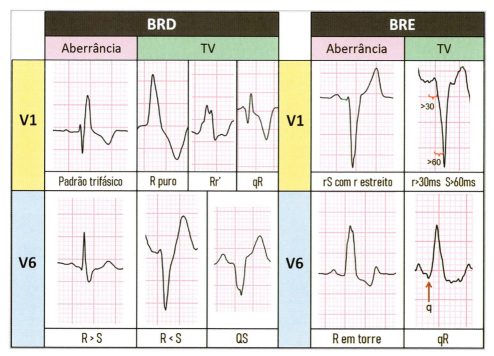

Figura 51 As taquicardias supraventriculares com aberrância de condução normalmente apresentam morfologia de BRE ou BRD típicas nas derivações V1 e V6. Diante de alterações nesses padrões morfológicos, é maior a probabilidade de origem ventricular do estímulo.

BRD: bloqueio de ramo direito; BRE: bloqueio de ramo esquerdo.

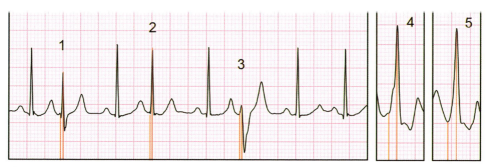

Figura 52 O tempo de ativação ventricular (intervalo entre as linhas vermelhas no traçado) é maior nos batimentos com origem ventricular (4 e 5) quando comparado às extrassístoles supraventriculares (1, 2 e 3), mesmo na vigência de aberrância da condução (batimentos 1 e 3), que preserva a ativação inicial rápida com lentificação em sua fase mais tardia.

Em um raciocínio análogo, Vereckei estabelece um quarto critério em seu algoritmo que compara a amplitude de onda nos primeiros 40 ms do complexo QRS com a amplitude medida nos 40 ms finais: se a relação for menor do que 1, isso sugere que a ativação ventricular é mais lenta em sua porção inicial, quando se propaga através do músculo, em relação a sua porção final, quando pode atingir partes do sistema de condução, aumentado sua eficiência (Figura 53). Além disso, a presença de entalhes no QRS pode ter relação com anormalidades e lentificação na condução intracardíaca, e aparece como critério sugestivo de origem ventricular da taquicardia em diferentes estudos, como o de Vereckei (presença de entalhe na onda descendente da ativação inicial negativa) e o de Brugada (Figura 54).

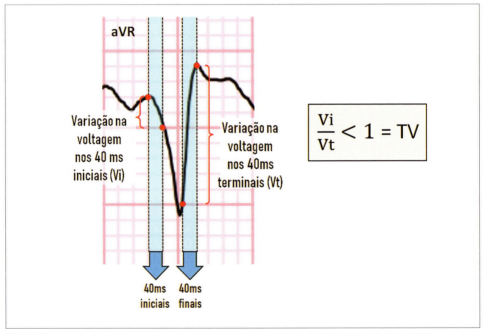

Figura 53 A relação entre a variação na voltagem nos 40 ms iniciais do complexo QRS e a variação em seus 40 ms finais, quando menor do que 1, é um preditor da origem ventricular da arritmia.

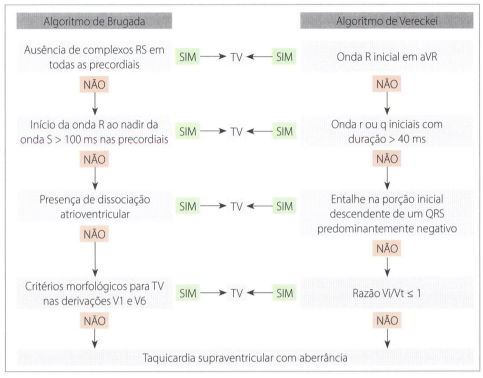

Figura 54 Algoritmos de Brugada e Vereckei para o diagnóstico das taquicardias de QRS largo. TV: taquicardia ventricular.

SITUAÇÕES EXCEPCIONAIS: LIMITAÇÕES DOS CRITÉRIOS MORFOLÓGICOS

Apesar dos elevados valores de especificidade dos diversos critérios citados, há situações em que uma taquicardia de origem supraventricular pode se apresentar com características eletrocardiográficas que sugerem origem ventricular, e vice-versa. Os critérios morfológicos nas derivações V1 e V6 presentes no algoritmo de Brugada, por exemplo, não são preenchidos em 4% das taquicardias supraventriculares e em 6% das taquicardias ventriculares, em nenhuma das duas derivações; e em até um terço dos casos, quando a morfologia em uma derivação sugere um diagnóstico, as características morfológicas na outra favorecem o contrário. Apesar da dificuldade no diagnóstico diferencial nesses casos, os dados de anamnese associados à combinação de diferentes critérios eletrocardiográficos podem diminuir as taxas de erro e aumentar a acurácia; entretanto, não são raras as situações em que só o estudo invasivo é capaz de fornecer essa resposta.

Taquicardias ventriculares com aspecto morfológico sugestivo de origem supraventricular

As taquicardias ventriculares com mecanismo de reentrada envolvendo os ramos principais do sistema His-Purkinje (as chamadas TV ramo a ramo) ou algum dos fascículos do ramo esquerdo (as chamadas TV fasciculares), por utilizarem o sistema de condução em seu circuito, despolarizando o miocárdio de maneira relativamente concêntrica, apresentam características eletrocardiográficas que podem se assemelhar a um bloqueio de ramo típico, com QRS estreito quando comparado às TV originárias de outros sítios, e ativação inicial rápida. A maior prevalência das TV fasciculares em indivíduos jovens e sem histórico de cardiopatia estrutural pode dificultar ainda mais a suspeita de origem ventricular nesses casos; a FC relativamente mais lenta, o aspecto morfológico de BRD associado a bloqueio fascicular do ramo esquerdo (BDAS em 90% casos) e a resposta terapêutica a verapamil podem sugerir essa hipótese diagnóstica. Já a associação da TV ramo a ramo com a cardiomiopatia dilatada e o acometimento prévio do sistema de condução, observado no ECG em ritmo sinusal, pode aumentar a suspeita para origem ventricular da taquicardia em pacientes com esse perfil de morbidade.

Taquicardias supraventriculares com aspecto morfológico sugestivo de origem ventricular

As taquicardias por mecanismo de reentrada AV que utilizam a via acessória no sentido anterógrado, ou seja, por meio da qual o estímulo se propaga em direção aos ventrículos, retornando aos átrios pelo sistema de condução, apresentam-se como taquicardias com QRS largo ao ECG. Essa forma de apresentação é incomum, sendo documentada em torno de 5% dos pacientes com síndrome de Wolff-Parkinson-White, e representa não só um desafio no diagnóstico diferencial eletrocardiográfico com a TV, mas também uma condição de risco para esses pacientes.

A origem do QRS se dá no ponto de inserção da via acessória no miocárdio ventricular, gerando uma sequência de despolarização relativamente excêntrica e com características eletrofisiológicas semelhantes ao batimento de origem ventricular, assim como a morfologia do QRS resultante, o que torna a diferenciação entre ambos bastante difícil. Apesar da limitação de critérios disponíveis, o algoritmo de Steurer et al. se propõe a presumir a origem da taquicardia, com sensibilidade de 75% e especificidade de 100% (Figura 55).

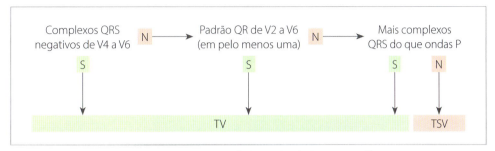

Figura 55 Algoritmo TV vs. TSV pré-excitada (adaptado de Steurer et al.).
TV: taquicardia ventricular.

RITMO IDIOVENTRICULAR ACELERADO (RIVA)

Eventualmente, podemos nos deparar com um ritmo de origem ventricular com frequência menor que 100 e maior que 60 bpm, que não se enquadra, portanto, na definição de taquicardia ventricular e de escape ventricular, respectivamente. O ritmo idioventricular acelerado é um ritmo ectópico que se origina nos ventrículos, normalmente relacionado ao mecanismo de automatismo, de maneira semelhante ao ritmo atrial ectópico (Figura 56). Em geral é autolimitado e tem evolução benigna, sendo classicamente associado ao reestabelecimento da perfusão sanguínea após o infarto do miocárdio, apesar de ser encontrado em diversos cenários (intoxicação exógena, distúrbios eletrolíticos), tanto em indivíduos com quanto sem cardiopatia estrutural.

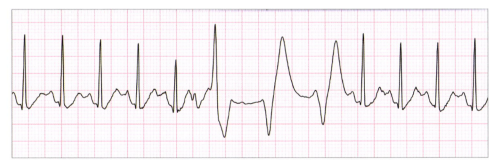

Figura 56 Eletrocardiograma mostrando episódio de Riva. Os complexos QRS alargados somados à dissociação AV atestam a origem ventricular desses batimentos, cuja frequência de 88 bpm é menor até mesmo que a do ritmo sinusal interrompido por ela.
AV: atrioventricular; Riva: ritmo idioventricular acelerado.

FIBRILAÇÃO VENTRICULAR

Os ritmos que se originam nos átrios e nos ventrículos, apesar de adquirirem aspectos morfológicos distintos ao eletrocardiograma, compartilham essencialmente os mesmos princípios eletrofisiológicos, e por isso muitas vezes acabam recebendo as mesmas denominações. É o caso da fibrilação ventricular, que representa a desorganização da atividade elétrica nos ventrículos, levando a uma contração desordenada e não efetiva dessas câmaras, assim como ocorre na FA. Também à semelhança do que observamos na FA, caracteriza-se por ondas de amplitude e duração variadas, sem estabelecer um padrão morfológico sustentado, e com duração aumentada atestando sua origem ventricular.

É um ritmo incompatível com pulso, logo, é visto em situações de parada cardiorrespiratória, e por isso raramente é documentado no eletrocardiograma de 12 derivações, sendo normalmente registrado nos monitores cardíacos e aparelhos de desfibrilação (Figura 57). Em suas formas mais organizadas, pode ser confundido com a TV.

É interessante como normalmente associamos as arritmias à elevação da FC e aos ritmos taquicárdicos de maneira geral. Entretanto, diversos distúrbios do ritmo se manifestam sob a forma de bradicardias, como vimos em alguns tópicos durante a discussão até aqui. Entre as causas de bradiarritmias se destacam os bloqueios da condução AV, tanto por suas características peculiares, que frequentemente geram

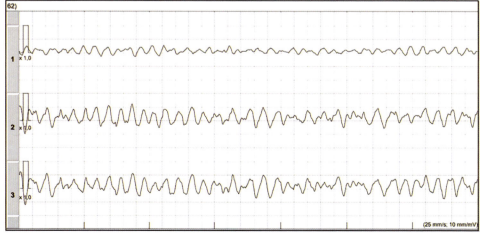

Figura 57 Eletrocardiograma de 3 derivações mostrando ritmo de fibrilação ventricular. Observe a desorganização completa da atividade elétrica, com complexos QRS com morfologia variável sem estabelecer um padrão bem definido.

dúvida no reconhecimento de seus subtipos específicos, quanto por sua prevalência e impacto clínico. Discutiremos seus detalhes a seguir.

BLOQUEIOS ATRIOVENTRICULARES

O impulso que surge no nó sinusal, em seu caminho até os ventrículos, passa obrigatoriamente pela região da junção AV, que abrange o NAV e as porções iniciais do feixe de His (Figura 58). No trajeto através dessas estruturas, o estímulo pode sofrer diversos graus de bloqueio, tanto de ordem funcional como anatômica, que apresentam manifestações eletrocardiográficas e clínicas diferentes entre si, e que por isso são classificados em três categorias, conforme a gravidade do distúrbio de condução.

Bloqueio atrioventricular de primeiro grau

O bloqueio atrioventricular (BAV) de primeiro grau é a forma mais simples de bloqueio AV, na qual o estímulo proveniente dos átrios sofre apenas uma desaceleração em seu trajeto pela junção AV, não sendo impedido de prosseguir em direção aos ventrículos. Assim, todas as ondas P são conduzidas e geram complexos QRS, não sendo observadas ondas P bloqueadas. Entretanto, essa condução mais demorada reflete em um prolongamento do intervalo PR, afastando a onda P do complexo QRS, com duração acima do limite da normalidade de 200 ms (5 quadradinhos) – Figura 59.

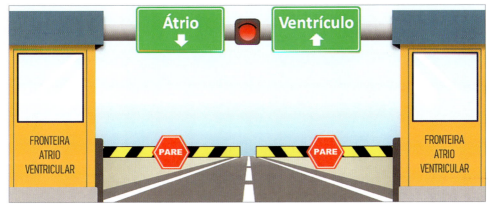

Figura 58 A região da "fronteira" entre átrios e ventrículos, que inclui estruturas anatômicas como o NAV e o feixe de His, pode submeter o impulso que se propaga em direção anterógrada a diversos graus de bloqueio.

NAV: nó atrioventricular.

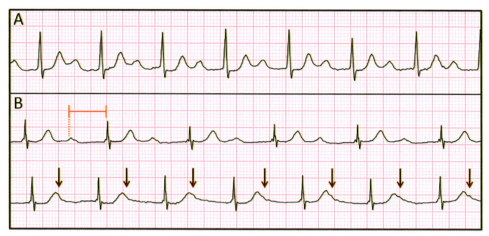

Figura 59 Exemplos de traçados com BAV de primeiro grau. Observe em B a comparação de dois momentos do mesmo traçado, acima mostrando um intervalo PR bastante aumentado (cerca de 460 ms) e abaixo as ondas P caindo sobre as ondas T (setas), em função do aumento na FC e da redução do intervalo RR.
BAV: bloqueio atrioventricular.

Sua prevalência aumenta com a idade, variando de 1 a 1,5% em indivíduos até os 60 anos para cerca de 6% a partir dessa faixa etária. Prevalências acima de 10% foram observadas em populações de atletas, sugerindo a possível relação do tônus vagal aumentado com o surgimento do BAV de primeiro grau nos indivíduos mais jovens.

O BAV de primeiro grau dificilmente causa sintomas ou qualquer repercussão clínica, sendo um achado ocasional de exames; porém, quando o intervalo PR ultrapassa 300 ms, podem surgir sintomas decorrentes da perda de sincronia entre a contração de átrios e ventrículos. Do ponto de vista prognóstico, estudos mostraram maior risco de surgimento de FA ou de formas mais avançadas de bloqueio atrioventricular nos pacientes com BAV de primeiro grau.

Bloqueio atrioventricular de terceiro grau

Os BAV de primeiro e de terceiro grau são os extremos no espectro de apresentações do bloqueio AV: se no BAV de primeiro grau todas as ondas P são conduzidas, no BAV de terceiro grau todas as ondas P são bloqueadas. Por esse motivo ele também é chamado de BAV total (BAVT), no qual nenhuma forma de estímulo que se origine em qualquer local acima da junção AV é capaz de ativar os ventrículos.

Isso gera um sério problema: se os impulsos provenientes dos átrios não conseguem despolarizar os ventrículos, o coração entraria em assistolia (ausência de contrações)? Isso não acontece porque, na ausência de comando dos marca-passos preferenciais, qualquer outra região do coração pode assumir esse controle do ritmo cardíaco, logo, no BAVT um foco anatômico abaixo do nível do bloqueio passará a ditar o ritmo para os ventrículos. Assim, no BAVT os átrios e ventrículos são comandados por marca-passos distintos, o que resultará em sua manifestação eletrocardiográfica típica: a dissociação AV, caracterizada pela ausência de sincronia entre a atividade elétrica atrial e a ventricular. Isso significa que no traçado do ECG iremos identificar a presença de manifestações da atividade elétrica das duas câmaras, porém sem relação entre si, já que ocorrem de maneira independente uma da outra.

O foco de marca-passo ectópico varia conforme o nível da lesão, desde a região da própria junção AV até áreas do miocárdio ventricular, o que determinará a morfologia e a frequência dos batimentos. Existe uma tendência de que, quanto mais baixo for o foco de depolarização, mais alargado seja o complexo QRS (à semelhança do que foi discutido sobre as EV) e mais lenta seja a FC, recebendo a denominação de ritmo de escape, já que se trata de um ritmo de suplência e a frequência atrial costuma estar mais alta pela capacidade de automatismo naturalmente mais elevada do nó sinusal em relação aos focos de marca-passo ectópicos. Isso leva a outra característica eletrocardiográfica marcante no BAVT: a presença de mais ondas P do que complexos QRS no traçado, diferenciando-o do ritmo juncional ativo, que também cursa com dissociação AV (Figuras 60 e 61).

Apesar de sua importância no diagnóstico do BAVT, o reconhecimento da dissociação AV nem sempre é fácil, pois eventualmente haverá certa coincidência entre a despolarização atrial pelo nó sinusal e a despolarização ventricular pelo foco de escape dentro de um mesmo traçado, transmitindo a falsa sensação de que as ondas P são conduzidas; o registro de uma derivação contínua permitirá a observação do ritmo por maior período de tempo, possibilitando a identificação da dissociação entre ondas P e complexos QRS com maior clareza (Figuras 62 e 63).

Do ponto de vista clínico, o BAVT normalmente configura uma situação de emergência, pelo risco de degeneração para arritmias ventriculares fatais, sendo comumente associado a sintomas e a instabilidade hemodinâmica. Em suas formas adquiridas, pode estar relacionado às diferentes cardiomiopatias, em particular a chagásica, e a mecanismos degenerativos do sistema de condução ou até mesmo ao uso de medicações que deprimem a condução AV, como betabloqueadores e antiarrítmicos.

Já o BAVT congênito ocorre no período neonatal na maioria das vezes e está relacionado à doença autoimune secundária à ação de anticorpos maternos que atravessam a placenta; em uma fase mais tardia, seu surgimento pode estar relacionado a uma cardiopatia estrutural de natureza congênita, como a transposição corrigida de grandes artérias, ou mesmo a intervenção cirúrgica necessária nesses casos. A frequência de escape normalmente é mais elevada nesses pacientes e o QRS é mais estreito, em função de sua origem em um foco de disparo juncional, e muitas vezes possibilita o adiamento do implante de marca-passo para um momento mais oportuno, desde que não haja sintomas ou repercussão funcional significativa (Figura 64).

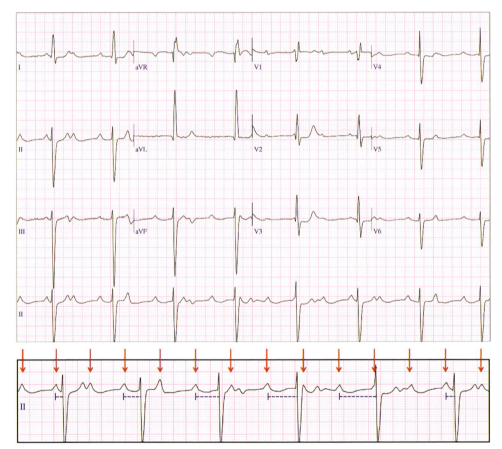

Figura 60 Exemplo de eletrocardiograma com BAVT; os complexos QRS alargados e a baixa frequência ventricular denotam o ritmo de escape com origem nos ventrículos. No aumento fica evidente a dissociação atrioventricular, com ondas P sinusais (setas vermelhas) em maior quantidade que os complexos QRS e com distâncias variáveis para estes (traços azuis), denotando a ausência de relação de condução entre eles.

BAVT: bloqueio atrioventricular total.

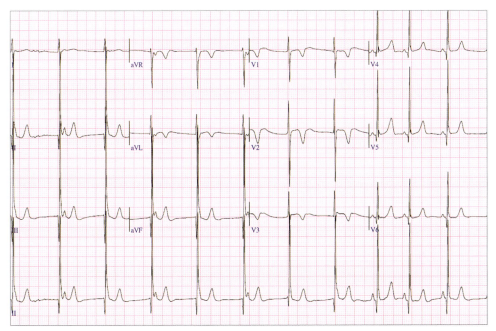

Figura 61 O ritmo juncional ativo, observado no traçado acima, também se apresenta com dissociação AV, porém note como a proporção de ondas P e complexos QRS é menor em relação à encontrada no BAVT, pois a frequência atrial tende a ser menor do que a frequência do foco de escape juncional nesse tipo de ritmo. Nos três últimos batimentos da sequência, observamos um período de condução AV preservada, o que também contraria a hipótese de BAVT nesse caso.

BAVT: bloqueio atrioventricular total.

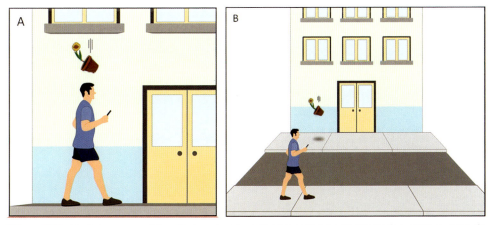

Figura 62 Modelo esquemático ilustrando como fenômenos não relacionados entre si, quando colocados em um mesmo plano, podem aparentar que estão associados um ao outro. Na figura B, notamos que o homem caminha em uma calçada diferente daquela na qual o vaso está caindo, porém, ao observarmos a cena por uma perspectiva diferente (A), cria-se uma falsa impressão de que o vaso cairá sobre sua cabeça.

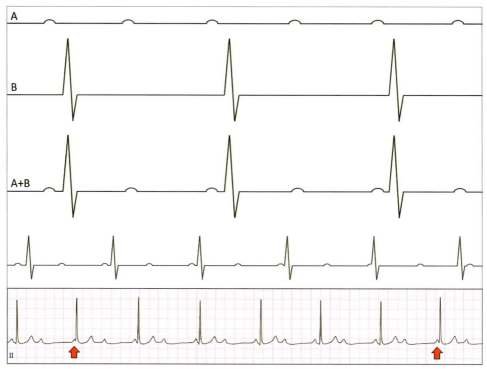

Figura 63 No fenômeno de dissociação atrioventricular, ao projetarmos a atividade elétrica atrial (A) e ventricular (B) em um mesmo traçado (A + B), por vezes não fica clara a ausência de relação de condução entre as ondas P e os complexos QRS, principalmente quando registrada uma curta sequência de batimentos. A observação de um traçado contínuo, com maior duração e consequentemente maior número de batimentos, pode revelar a presença de dissociação atrioventricular, antes despercebida, como no exemplo da tira inferior, que pode causar a falsa impressão de BAV 2:1; a dissociação atrioventricular, menos evidente nesse caso, é destacada pelas setas vermelhas.

BAV: bloqueio atrioventricular.

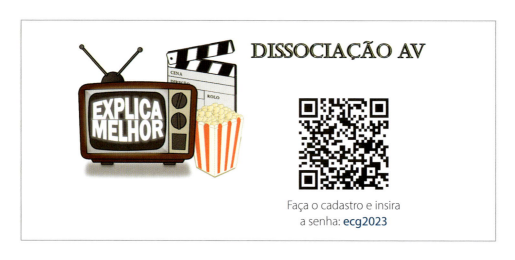

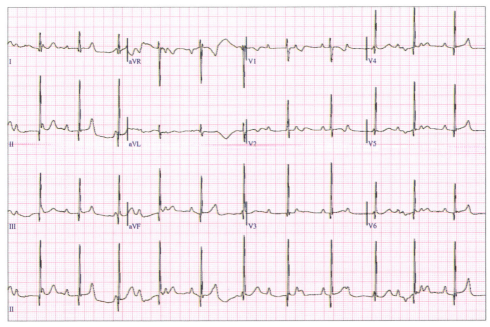

Figura 64 Exemplo de BAVT congênito. Observe os complexos QRS estreitos e a frequência ventricular mais elevada, que indicam um ritmo de escape com foco juncional. Apesar disso, a frequência atrial ainda é mais elevada que a ventricular, de forma que encontramos mais ondas P do que complexos QRS no traçado, diferenciando-o do ritmo juncional ativo do exemplo anterior. BAVT: bloqueio atrioventricular total.

Bloqueio atrioventricular do segundo grau

Os bloqueios que ocorrem na região da junção AV se apresentam sob um espectro de diferentes manifestações, ou seja, distribuem-se em graus variados de gravidade, desde as formas mais simples, em que nenhuma onda P é efetivamente bloqueada, até as formas mais graves, nas quais nenhuma onda P é conduzida. Como toda doença espectral, entre os extremos existem as formas intermediárias, que nos BAV correspondem aos casos em que parte das ondas P é conduzida e parte é bloqueada, sendo denominados BAV de segundo grau.

Esse bloqueio parcial das ondas P pode acontecer seguindo dois padrões eletrocardiográficos diferentes, originando a classificação do BAV de segundo grau nos subtipos 1 e 2 (chamados de Mobitz 1 e Mobitz 2, em homenagem ao médico que descreveu esses achados em 1924). Essa classificação é apropriada, pois, além de se apresentarem de maneira diferente no ECG, os subtipos de BAV do segundo grau têm significado clínico e prognóstico divergentes.

Bloqueio atrioventricular do segundo grau tipo 1

A característica marcante do BAV de segundo grau tipo 1 é o aumento progressivo no intervalo PR a cada batimento, até que ocorra o bloqueio de uma onda P e consequentemente uma pausa no eletrocardiograma. Esse acréscimo gradual no tempo de condução AV que culmina em um bloqueio é conhecido como fenômeno de Wenckebach, e mostra outras características eletrocardiográficas próprias: o maior aumento no intervalo PR ocorre do primeiro para o segundo batimento do ciclo, e a partir daí acréscimos gradativamente menores ocorrem a cada batimento. Isso faz com que o intervalo RR diminua progressivamente, por um mecanismo semelhante ao da redução progressiva do intervalo PP que ocorre no bloqueio sinoatrial (BSA) do segundo grau tipo 1.

Outro aspecto que facilita o reconhecimento do fenômeno de Wenckebach é a comparação entre o intervalo PR que sucede a pausa com o que a precede, revelando uma redução em sua duração que ocorre imediatamente após o bloqueio (Figura 65).

Assim como o BAV de primeiro grau, o BAV de segundo grau tipo 1 está relacionado ao nível do NAV, e menos associado a lesões do sistema de condução infranodal, que denotam maior gravidade. Os chamados bloqueios "nodais" são considerados benignos, pois em geral não progridem para formas mais avançadas de bloqueio e estão

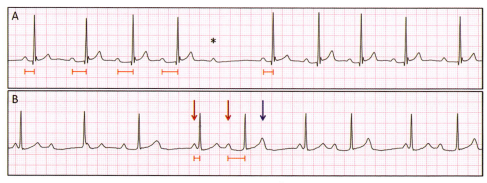

Figura 65 Dois exemplos de BAV do segundo grau Mobitz 1. Em A, é possível observar o aumento progressivo do intervalo PR até que ocorra o bloqueio (onda P destacada pelo asterisco), com maior grau de aumento do primeiro para o segundo batimento, e com retorno aos valores normais após a pausa. Em B, o aumento do intervalo PR é tão significativo que a onda P bloqueada (seta azul) acaba se sobrepondo à onda T precedente, dificultando o diagnóstico de BAV nesse caso. Observe que nos dois casos as ondas P bloqueadas não são precoces em relação ao intervalo PP prévio, descartando a hipótese de EA bloqueada.

BAV: bloqueio atrioventricular; EA: extrassístole atrial.

menos associados a sintomas, principalmente a síncope. Estão relacionados à influência do sistema nervoso autônomo sobre o NAV, sendo frequentemente observados em indivíduos jovens e sem comorbidades, além de praticantes de atividade física e em períodos de aumento fisiológico do tônus vagal, como durante o sono (Figura 66).

Bloqueio atrioventricular do segundo grau tipo 2

Diferentemente do que ocorre no BAV Mobitz 1, no BAV de segundo grau tipo 2 não há mudança no intervalo PR entre os batimentos, e o bloqueio da onda P que provoca uma pausa no ECG ocorre de maneira repentina. Devemos sempre nos certificar se de fato não há aumento progressivo no tempo de condução AV antes do bloqueio, pois em alguns casos o fenômeno de Wenckebach com ciclos longos leva a um aumento mínimo e quase imperceptível do intervalo PR a cada batimento, simulando um BAV Mobitz 2. A comparação com o intervalo PR que sucede a pausa pode ser esclarecedora nessa situação (Figura 67). O BAV de segundo grau tipo 2 aproxima-se mais do BAVT no sentido fisiopatológico do que as outras formas de BAV, relacionando-se ao acometimento do sistema de condução infranodal e por isso sendo mais frequentemente acompanhado de sintomas e de pior prognóstico, inclusive com risco de progressão para BAVT.

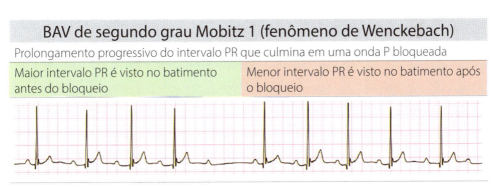

Figura 66 Resumo das características eletrocardiográficas do BAV de segundo grau Mobitz 1. BAV: bloqueio atrioventricular.

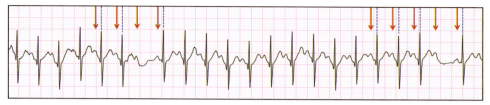

Figura 67 Exemplo de BAV de segundo grau Mobitz 2. Observe a regularidade entre as ondas P (setas vermelhas) e a ausência de mudança significativa no intervalo PR (distância entre a seta e a linha tracejada azul) entre os batimentos que circundam a pausa.
BAV: bloqueio atrioventricular.

Bloqueio atrioventricular avançado

O BAV avançado pode ser considerado um estágio "pré-BAVT", pois nele observamos diversas ondas P bloqueadas em sequência, porém com momentos em que há condução AV preservada. Reflete uma disfunção grave do sistema de condução, normalmente acompanhada de sintomas e repercussão clínica, e com evolução desfavorável, com elevadas taxas de progressão para BAVT em curto prazo (Figura 68).

Bloqueio atrioventricular 2:1 ("dois para um")

Imagine a seguinte situação: um traçado de eletrocardiograma no qual identificamos ondas P sinusais bloqueadas que se alternam com ondas P conduzidas. Trata-se, portanto, de um BAV de segundo grau, já que nem todos os impulsos são bloqueados e nem todos são conduzidos. Entretanto, não é possível discriminarmos o subtipo específico de BAV nesse caso, já que não temos como constatar a presença ou não de um aumento progressivo do intervalo PR, pela falta de ondas P conduzidas em sequência.

Para distinguirmos os subtipos de BAV de segundo grau (Mobitz 1 e Mobitz 2) pelo eletrocardiograma, é necessário que tenhamos ao menos dois batimentos de origem atrial conduzidos consecutivamente aos ventrículos, para que possamos comparar o intervalo PR entre eles. Se houver um aumento progressivo desse intervalo que culmina com uma onda P bloqueada, estaremos diante de um BAV de segundo grau tipo 1 (fenômeno de Wenckebach), mas, caso o intervalo PR permaneça constante até a pausa, trata-se de um BAV de segundo grau tipo 2.

O BAV 2:1, portanto, não é um subtipo específico de bloqueio AV, mas sim uma denominação para uma circunstância na qual não conseguimos precisar qual o tipo de BAV de segundo grau envolvido, pela falta de informações eletrocardiográficas

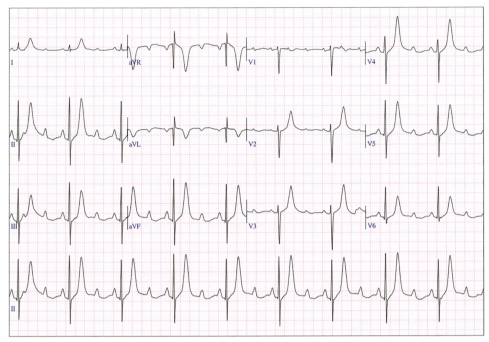

Figura 68 Exemplo de traçado com BAV avançado. Observe que há 3 ondas P para cada QRS conduzido, uma delas sobreposta às ondas T, o que fica mais evidente na derivação V1.
BAV: bloqueio atrioventricular.

para tanto (Figura 69). Pode ser observado no fenômeno de Wenckebach extremo, onde o aumento do intervalo PR do primeiro para o segundo batimento do ciclo já culmina com o bloqueio da onda P, ou um BAV Mobitz 2, no qual as ondas P são conduzidas de maneira alternada (Figura 70).

É importante tentarmos sempre identificar o subtipo específico de BAV do segundo grau nos pacientes que se apresentam com um BAV 2:1, dada a diferença de significado clínico e prognóstico entre eles. Uma das formas de distingui-los é a avaliação de seu comportamento diante do exercício. A inibição vagal e o aumento do tônus simpático na fase de esforço do teste ergométrico tendem a inibir o bloqueio AV que está relacionado ao NAV (Mobitz 1), enquanto podem agravar o grau de bloqueio quando este estiver relacionado a lesões do sistema de condução intra/infra-hissianas (Mobitz 2). Na ausência dessas informações, outros aspectos relacionados à história clínica também podem direcionar o diagnóstico nesses casos (Figura 71). O diagnóstico diferencial das pausas no eletrocardiograma, na vigência de ritmo sinusal, é resumido no algoritmo da figura.

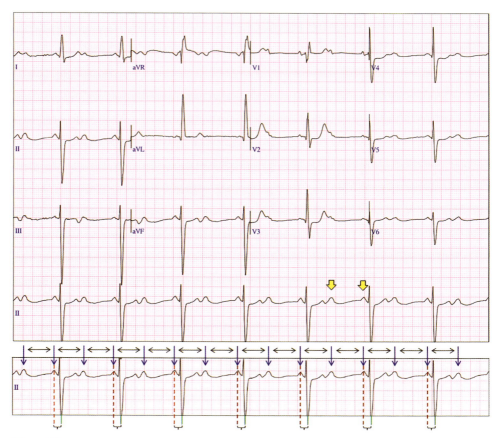

Figura 69 Exemplo de traçado com BAV 2:1, no qual há uma onda P bloqueada para cada onda P conduzida (setas amarelas na figura superior). No aumento (figura inferior), ao destacarmos as ondas P (setas azuis) e definirmos sua relação de condução com os complexos QRS (distância entre as linhas pontilhadas vermelhas e as linhas verdes), constatamos que não há dissociação atrioventricular, e estabelecemos que, a cada duas ondas P, somente uma é conduzida aos ventrículos.
BAV: bloqueio atrioventricular.

Seção 2 Arritmias cardíacas 143

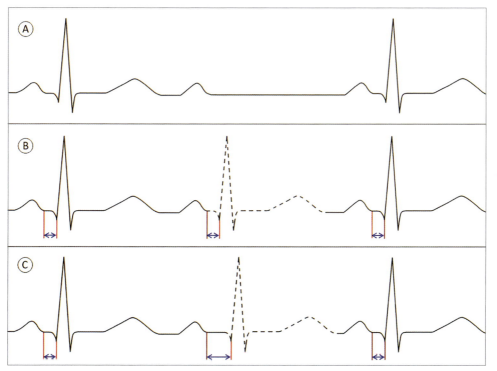

Figura 70 Modelo esquemático ilustrando as possibilidades de bloqueio AV mascaradas na relação de condução de 2 para 1 (A). O BAV Mobitz 2 (B) apresenta intervalo PR constante, enquanto no Mobitz 1 (C) o aumento inicial do intervalo PR já desencadeia o bloqueio (Wenckebach extremo), não se observando seu aumento progressivo característico.

BAV: bloqueio atrioventricular.

Diagnóstico diferencial do BAV 2:1	
Favorece Mobitz 1	**Favorece Mobitz 2**
Ausência de cardiopatia estrutural	Presença de cardiopatia estrutural
Ausência de distúrbios de condução intraventriculares	Presença de bloqueios de ramo/bloqueios bifasciculares
Episódios de Wenckebach durante o exame	Episódios de Mobitz durante o exame
Associação com períodos de tônus vagal aumentado	Sem relação causal evidente com a atividade vagal
Melhora da condução AV com o esforço	Piora ou ausência de melhora da condução AV com o esforço
Ausência de sintomas	Sintomas de baixo débito
Pacientes mais jovens/praticantes de atividade física	Pacientes idosos

Figura 71 Características que auxiliam no diagnóstico do tipo de bloqueio mascarado no BAV 2:1. BAV: bloqueio atrioventricular.

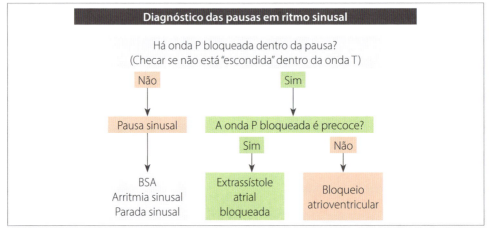

Figura 72 Algoritmo simplificado para o diagnóstico diferencial das pausas no eletrocardiograma. BSA: bloqueio sinoatrial.

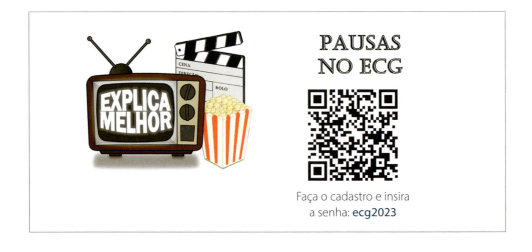

SEÇÃO 3
Repolarização ventricular

Mecanismos eletrofisiológicos da repolarização ventricular, síndromes da onda J, manifestações eletrocardiográficas de isquemia miocárdica, alterações do intervalo QT

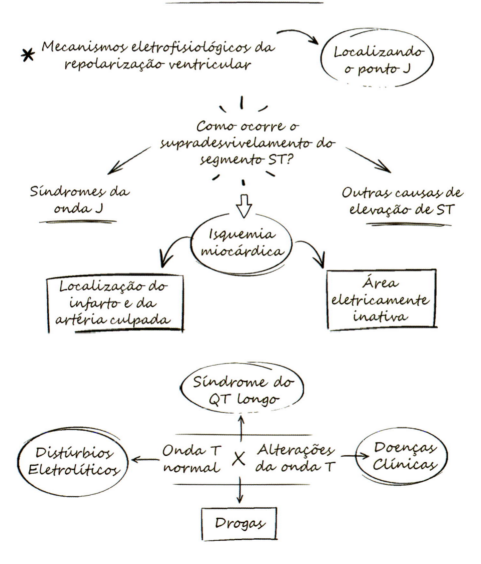

Depois de discutirmos tantas alterações relacionadas ao ritmo e à morfologia dos batimentos cardíacos, podemos ter a falsa impressão de que a importância do eletrocardiograma se restringe ao que acontece entre o início da onda P e o final do complexo QRS, fazendo com que menos tempo e atenção sejam dedicados à análise dos fenômenos que estão fora desse intervalo. A repolarização ventricular é um momento estratégico para a interpretação do eletrocardiograma, pois nos traz informações que permitem presumir a presença não apenas de doenças cardíacas, mas de desordens clínicas com repercussão sistêmica e que indiretamente afetam o coração. Assim, esse pequeno trecho do ECG funciona como uma grande janela que possibilita enxergarmos a doença por meio de suas manifestações metabólicas, que induzem alterações no potencial elétrico das células cardíacas.

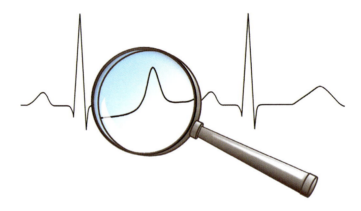

ELETROFISIOLOGIA DA REPOLARIZAÇÃO VENTRICULAR

O processo de repolarização ventricular é registrado no eletrocardiograma a partir do final do complexo QRS, delimitado pelo ponto J, que corresponde ao início da fase de platô do potencial de ação da célula miocárdica (fase 2). Esse período de "estabilidade" na voltagem da membrana, passadas as etapas de despolarização rápida e de repolarização inicial (fases 0 e 1, responsáveis pelas deflexões que formam o QRS), inscreve uma linha isoelétrica no eletrocardiograma, chamada de segmento ST. O momento de "calmaria" é interrompido por nova perturbação no potencial de membrana, agora devolvendo-o aos valores negativos de repouso (fase 3), que inscreve a onda T no traçado do ECG, seguida por novo período de estabilidade (fase 4) até a próxima despolarização (Figura 1).

A transição entre o complexo QRS e o segmento ST nem sempre é fácil de ser delimitada, principalmente na vigência de alterações envolvendo esse trecho do ECG. O chamado "ponto J" deve ser demarcado no momento em que há uma quebra na linearidade da última deflexão do complexo QRS, separando-o de um novo segmento que começa a partir daí (Figura 2).

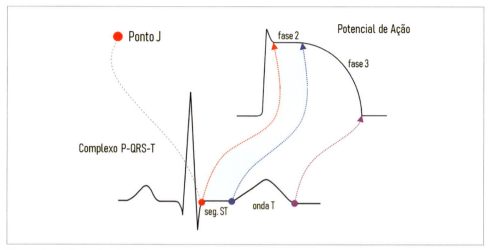

Figura 1 A fase de platô do potencial de ação se expressa no eletrocardiograma como uma linha isoelétrica que une o final do complexo QRS, delimitado pelo J, com o início da onda T, que representa a fase 3 de repolarização.

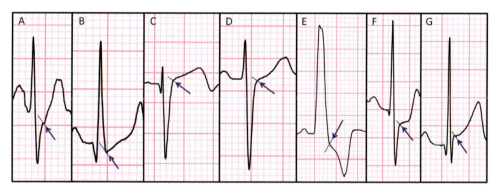

Figura 2 O ponto J delimita o final do complexo QRS e o início do segmento ST (demarcado pelas setas azuis nos diferentes exemplos acima), e a linha de base não é referência para sua definição, já que ele pode estar supra ou infradesnivelado em relação a ela, como na repolarização precoce (G), na isquemia (C e F) e nos distúrbios de condução (A e E); devemos buscar pelo ponto de ruptura na continuidade da última deflexão do QRS.

FISIOPATOLOGIA DAS ALTERAÇÕES DO SEGMENTO ST

Em uma situação normal, todas as células do miocárdio estão em estado de "equilíbrio elétrico" durante a fase de platô do potencial de ação, de forma que não existem gradientes de voltagem entre diferentes regiões do coração, fazendo com que nenhuma deflexão seja registrada no eletrocardiograma durante esse período. Assim, forma-se um segmento plano e retilíneo ao nível da linha de base, que se inicia ao final do complexo QRS e é interrompido por uma nova variação no potencial de membrana das células, que dá origem à onda T.

Em uma situação patológica, a agressão aos miócitos causa alterações em seu potencial de ação, influenciando a duração, amplitude e/ou provocando distorções de sua forma, criando agora uma diferença de potencial em relação ao tecido preservado ao redor da área acometida. Esse gradiente de voltagem influencia a forma do segmento ST, que não mais se encontra nivelado à linha de base do ECG; o sentido do vetor que é formado entre as áreas com diferentes voltagens de membrana determinará se o segmento ST irá se projetar acima da linha de base (supradesnivelamento) ou abaixo dela (infradesnivelamento). De maneira geral, o vetor do segmento ST aponta no sentido da região de injúria miocárdica, em função de sua ativação mais lenta em relação às áreas saudáveis adjacentes. Assim, nas situações com acometimento da camada mais externa do miocárdio (epicárdica) ou das três camadas que formam sua parede (transmural), o vetor se dirige de dentro para fora em um plano de corte radial, aproximando-se dos eletrodos de superfície e determinando o supradesnivelamento do segmento ST. Já em uma situação contrária, quando a lesão se restringe à camada mais interna (endocárdica), o vetor aponta de fora para dentro nesse mesmo plano, afastando-se dos eletrodos externos e provocando infradesnivelamento do segmento ST (Figura 3).

DIAGNÓSTICOS DIFERENCIAIS DO SUPRADESNIVELAMENTO DO SEGMENTO ST

Ao nos depararmos com um supradesnivelamento de ST no ECG, normalmente o associamos ao infarto agudo do miocárdio (IAM), e essa reação intuitiva não é em vão: diante de um contexto clínico sugestivo, a possibilidade de uma síndrome coronariana aguda na vigência desse tipo de alteração eletrocardiográfica torna-se muito provável e deve ser obrigatoriamente descartada, em virtude da gravidade do quadro e da significativa mudança nos desfechos obtida com a intervenção precoce. Entretanto, devemos sempre nos lembrar dos diagnósticos diferenciais para esse tipo de alteração no ECG, que envolvem tanto fenômenos com injúria miocárdica aguda, à semelhança do IAM, quanto condições crônicas associadas a risco aumentado de morte súbita ou até mesmo com evolução benigna, mas que podem ser facilmente confundidas com quadros mais graves (Figura 4).

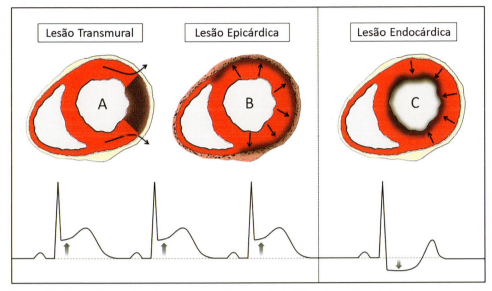

Figura 3 O padrão anatômico de acometimento da injúria miocárdica determina as características do desnível do segmento ST. As lesões transmurais (A) e epicárdicas (incluindo as doenças que envolvem o pericárdio – B) dirigem o vetor do segmento ST de dentro para fora, provocando o supradesnivelamento de ST. Já as lesões endocárdicas (C) fazem com que o vetor se afaste dos eletrodos de superfície, manifestando-se como infradesnivelamento do segmento ST.

SÍNDROMES DA ONDA J

O termo "síndromes da onda J" tem sido usado para denominar algumas condições que, apesar de suas diferenças clínicas e fisiopatológicas, apresentam uma característica eletrocardiográfica em comum: a elevação do ponto J em relação à linha de base e/ou a presença de um entalhe na porção final do QRS (chamado de onda J). Essa categoria inclui a síndrome de Brugada e a repolarização precoce, e discutiremos oportunamente também os achados da displasia arritmogênica do ventrículo direito (VD), que podem mimetizar a presença de uma onda J no ECG.

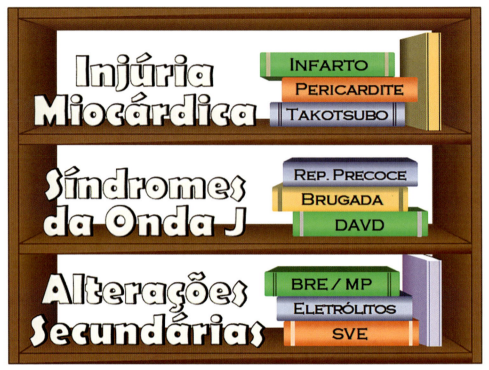

Figura 4 Diagnósticos diferenciais para o supradesnivelamento do segmento ST, divididos por categorias.
BRE: bloqueio de ramo esquerdo; DAVD: displasia arritmogênica do ventrículo direito; MP: marca-passo; SVE: sobrecarga ventricular esquerda.

SÍNDROME DE BRUGADA

A síndrome de Brugada tem sua base fisiopatológica em mutações no gene que codifica os canais de sódio cardíacos (chamado de *SCN5A*), com consequente perda de função do gene, acarretando distúrbios do potencial de ação das células miocárdicas. É uma doença com característica hereditária, porém com elevado percentual de casos sem relação familiar (as chamadas formas esporádicas), e considerada rara, com prevalência estimada de uma a cada 2 mil pessoas. Entretanto, formas ocultas e não diagnosticadas dessa doença podem fazer com que sua prevalência real seja maior.

O mecanismo fisiopatológico descrito anteriormente é responsável pela apresentação clínica da síndrome de Brugada, marcada por alterações eletrocardiográficas da repolarização ventricular e pelo risco de arritmias cardíacas e morte súbita (é considerada responsável por cerca de 4 a 12% das mortes súbitas de origem cardíaca, e por até 50% dos casos em indivíduos sem cardiopatia estrutural).

As complicações arrítmicas ocasionando síncope ou parada cardíaca ocorrem em até 42% dos pacientes, com maior incidência na quarta década de vida; a influência do tônus autonômico sobre as correntes iônicas parece ter papel central na gênese dessas arritmias, sendo a atividade vagal determinante em sua deflagração, o que explicaria a maior incidência de eventos ao repouso e durante o sono.

A detecção do padrão eletrocardiográfico típico de Brugada tipo 1, de maneira espontânea ou provocada, é condição obrigatória para o diagnóstico da síndrome. Suas características essenciais são: elevação do segmento ST com magnitude igual ou superior a 2 mm com padrão convexo (também conhecido como *coved type*, elevação em cúpula ou com aspecto de barbatana de tubarão), seguido de onda T negativa (da qual é separado por mínima ou nenhuma linha isoelétrica), em pelo menos duas das derivações precordiais direitas (V1 e V2). Diferencia-se do padrão tipo 2, que apresenta elevação do segmento ST, porém com onda T positiva ou bifásica, adquirindo a morfologia "em sela", e do tipo 3, caracterizado por elevação de ST ≤ 1mm nas precordiais direitas, com morfologia semelhante aos padrões tipo 1 ou 2, convexa ou "em sela" (Figura 5).

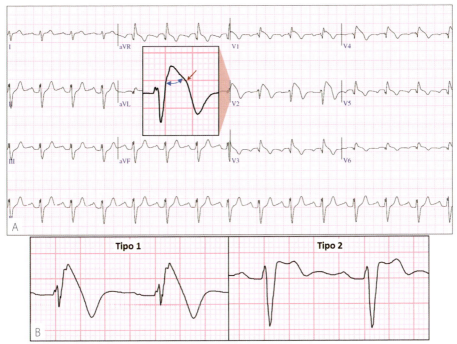

Figura 5 A: eletrocardiograma de paciente com síndrome de Brugada, com ampliação da derivação V2 evidenciando o padrão morfológico típico, caracterizado pelo supradesnivelamento do segmento ST, que continua com a onda T invertida, formando um ângulo aberto (seta dupla azul) e convexidade direcionada para fora (seta vermelha). Observe que o padrão eletrocardiográfico de Brugada se expressa essencialmente nas precordiais direitas, e nesse caso há uma alteração na configuração normal desse plano devido ao posicionamento dos eletrodos em derivações superiores (ver a seguir). B: comparação entre a morfologia dos tipos 1 e 2.

Uma forma de sensibilizarmos o eletrocardiograma para o diagnóstico da síndrome de Brugada é utilizando o posicionamento dos eletrodos nas derivações superiores, basicamente deslocando os eletrodos de V3 e V4 para o terceiro espaço intercostal e de V5 e V6 para o segundo espaço, às margens do esterno (Figura 6), obtendo uma análise mais localizada da via de saída do ventrículo direito (VD), região anatômica implicada na gênese da síndrome de Brugada.

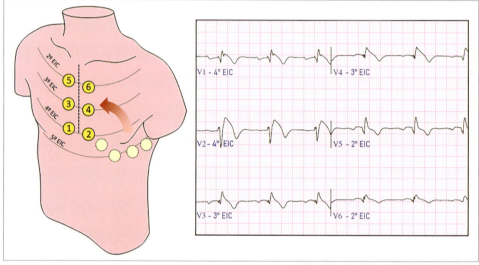

Figura 6 O posicionamento dos eletrodos em derivações superiores confere maior sensibilidade ao eletrocardiograma para detecção do padrão morfológico da síndrome de Brugada. A sequência dos eletrodos nas posições destacadas na figura pode variar conforme o protocolo de cada serviço; o importante é ter ciência da disposição adotada, para posterior correlação com o traçado do eletrocardiograma.

CARDIOMIOPATIA ARRITMOGÊNICA DO VENTRÍCULO DIREITO

Também conhecida como displasia arritmogênica do ventrículo direito, é uma patologia com aspecto genético/familiar também considerada rara (1:5.000), cuja base fisiopatológica é a substituição de miócitos por tecido fibroadiposo preferencialmente em áreas do VD. Por esse motivo, assim como ocorre na síndrome de Brugada, as manifestações eletrocardiográficas da doença são mais exuberantes nas derivações precordiais V1, V2 e até V3, que apresentam maior relação de proximidade com as câmaras direitas. As principais alterações no ECG de pacientes com cardiomiopatia arritmogênica do ventrículo direito (CAVD) são os distúrbios de condução do ramo direito, a inversão da onda T nas derivações precordiais direitas e a presença da onda épsilon, uma deflexão de baixa amplitude que ocorre após o final do complexo QRS, podendo envolver o ponto J e levar a sua elevação em relação à linha de base (Figura 7).

Enquanto os distúrbios de condução e a inversão da onda T refletem as alterações estruturais do VD, a onda épsilon é uma manifestação de potenciais tardios que ocorrem após a despolarização nas áreas de condução lenta do tecido doente, e que estão relacionados à gênese de arritmias ventriculares (assim como os focos de reentrada associados ao desarranjo da arquitetura do tecido) que marcam a evolução de pacientes com CAVD. A taquicardia ventricular (TV) com morfologia de bloqueio de ramo esquerdo (BRE) e eixo superior (ou seja, que se origina na parede livre do VD), aliás, é um dos critérios eletrocardiográficos maiores para o diagnóstico de CAVD, assim como a presença da onda épsilon e a inversão de onda T de V1 a V3 em indivíduos maiores de 14 anos, na ausência de bloqueio de ramo direito (BRD). É interessante pontuar que o eletrocardiograma é normal em até 12% dos pacientes com diagnóstico de CAVD.

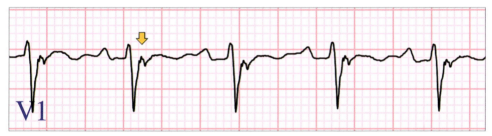

Figura 7 ECG obtido na derivação V1 evidenciando a presença de ondas épsilon (destacada pela seta amarela no segundo batimento).

REPOLARIZAÇÃO PRECOCE

A elevação discreta do ponto J e do segmento ST em relação à linha de base é um achado considerado normal no ECG, com tolerância de até 1 mm exceto nas derivações V2 e V3, nas quais o limite superior de elevação do ponto J é ainda maior, com valores de corte de 2,5 mm para homens abaixo de 40 anos, 2 mm para homens acima dessa idade e de 1,5 mm para as mulheres. A repolarização precoce surge como um dos diferenciais para uma elevação do ponto J que tenha magnitude igual ou maior a 1 mm em ao menos duas derivações contíguas (com exceção de V2 e V3, pelos motivos descritos anteriormente), e apresenta padrões morfológicos variados (Figura 8), com destaque para a elevação côncava do segmento ST, que classicamente se diferencia do aspecto convexo típico da síndrome coronariana aguda.

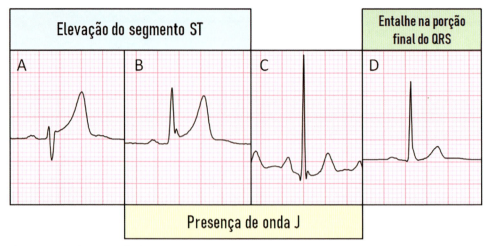

Figura 8 Padrões morfológicos de repolarização precoce. Podemos encontrar a elevação do segmento ST isolada (A) ou associada à presença da onda J (B), que também pode surgir sem o supradesnivelamento do segmento ST (C), além do padrão de entalhe na porção final do complexo QRS (D).

O padrão de repolarização precoce é muito comum na população geral, sendo encontrado em até 13% das pessoas, e é mais prevalente em homens jovens, afro-americanos e atletas. Antes considerado um achado benigno e sem relevância clínica, atualmente tem sido foco de maior preocupação após estudos que associaram o padrão de repolarização precoce a um risco aumentado de arritmias ventriculares e morte súbita. Entretanto, esse risco se mostrou relacionado à presença da onda J seguida de um segmento ST com morfologia horizontal ou descendente nas derivações inferiores e inferolaterais; o padrão habitual de elevação do ponto J e do segmento ST com aspecto côncavo e ascendente, associado a uma onda R de alta amplitude nas derivações precordiais, permanece como um achado normal, na ausência de história familiar de morte súbita.

A hipotermia é uma condição clínica que também se expressa no eletrocardiograma através de ondas J, que nessa circunstância recebem a denominação de "ondas de Osborn". É menos lembrada devido à baixa incidência dessa complicação em países com clima tropical, porém em um contexto clínico sugestivo a presença de ondas J no ECG deve suscitar a hipótese de hipotermia, entre os diagnósticos diferenciais discutidos até aqui. Aliás, vimos como diversas condições têm em seu espectro de manifestações a elevação do segmento ST, desde variações da normalidade até cardiomiopatias e síndromes arritmogênicas primárias, tornando menos óbvio o diagnóstico de uma síndrome coronariana aguda diante desse tipo de alteração no ECG. O conhecimento dos detalhes próprios de cada doença e os dados de história clínica são peças-chave no momento da definição da conduta nesses casos. Discutiremos a seguir as peculiaridades do supra de ST na isquemia miocárdica.

SUPRADESNIVELAMENTO DO SEGMENTO ST NA ISQUEMIA MIOCÁRDICA

Apesar da variedade de possibilidades clínicas que justifiquem a elevação do segmento ST, a isquemia miocárdica permanece como a principal hipótese diagnóstica nesse cenário, e deve sempre ser descartada principalmente nos casos em que o quadro clínico for sugestivo. Assim, um paciente que se apresenta com dor torácica e elevação do segmento ST tem o diagnóstico de síndrome coronariana aguda "até que se prove o contrário". Obviamente essa avaliação deve ser refinada, considerando as características da dor, os sintomas associados, os fatores de risco do paciente e os aspectos eletrocardiográficos das alterações do segmento ST. Nesse último quesito, o supradesnivelamento de ST deve ser valorizado quando atingir amplitude de pelo menos 1 mm, exceto nas derivações V2 e V3, nas quais o nível de tolerância é ainda maior (como foi discutido na repolarização precoce). Além disso, o formato que ele adquire nessas circunstâncias pode sugerir sua etiologia isquêmica, quando exibe uma convexidade (aspecto de cúpula ou corcova) ao invés da concavidade encontrada mais frequentemente nas apresentações benignas (Figura 9).

O supra de ST isquêmico normalmente vem acompanhado da redução da amplitude da onda R, e eventualmente de ondas Q patológicas (que serão discutidas em outro tópico), conforme o tempo de evolução do quadro. Entretanto, a alteração mais

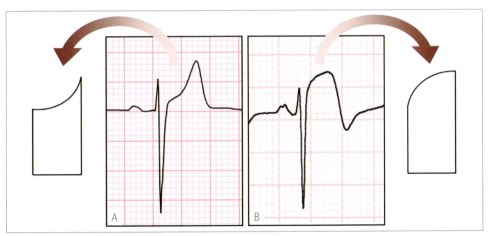

Figura 9 A morfologia côncava do segmento ST (A) é mais comumente encontrada nas formas benignas de supradesnivelamento de ST, enquanto sua morfologia convexa (B) sugere um quadro isquêmico.

específica para o diagnóstico de isquemia miocárdica na vigência de uma elevação do segmento ST é a presença da chamada "imagem em espelho", que nada mais é que um infradesnivelamento de ST registrado nas derivações anatomicamente opostas àquelas nas quais o supra é observado. Seu conceito é relativamente fácil de ser entendido: o vetor da corrente de lesão, que se aproxima das derivações adjacentes à região afetada, adquire sentido contrário quando visto sob a perspectiva das derivações diametralmente opostas a ela (Figura 10).

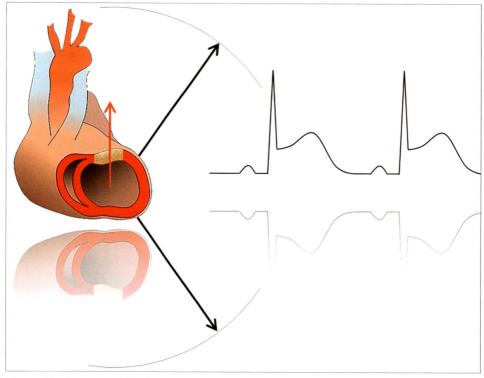

Figura 10 O segmento isquêmico do miocárdio gera um vetor durante a fase de repolarização (seta vermelha) responsável pelo supradesnivelamento do segmento ST nas derivações contíguas, mas que é registrado como um infradesnivelamento nas derivações opostas a essa região, fenômeno conhecido com "imagem em espelho".

O supra de ST pode persistir no eletrocardiograma mesmo após a resolução do quadro agudo do infarto, situação na qual indica a formação de um aneurisma na parede ventricular ou seu movimento discinético (dilatação no momento em que era esperada sua contração). A associação com a redução da amplitude da onda R, a inversão da onda T e/ou a presença de ondas Q patológicas sugerem essa possibilidade, além do momento mais tardio na evolução temporal dos eventos clínicos relacionados ao infarto, sendo necessários exames de imagem para o diagnóstico definitivo dessa condição (Figura 11).

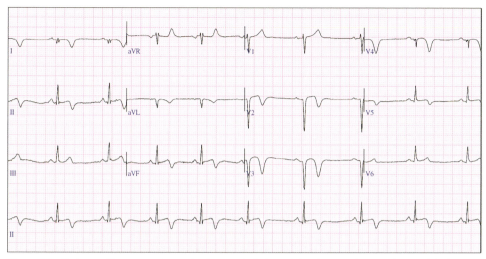

Figura 11 Eletrocardiograma de paciente com infarto prévio de parede anterior, evoluindo com movimento discinético da parede afetada. Observe o supradesnivelamento residual do segmento ST nas derivações V1 a V4, associado à presença de ondas Q e à inversão das ondas T.

O supradesnivelamento do segmento ST se relaciona à isquemia transmural da parede miocárdica desencadeada pela oclusão (anatômica ou funcional) da artéria coronária que a irriga. Assim, é possível delimitar o território acometido pela isquemia e presumir qual a artéria culpada com base nas derivações nas quais o supra de ST está presente. Algumas derivações adicionais ao sistema convencional têm sido empregadas no cenário do IAM para ampliar a capacidade de detecção de áreas isquêmicas mais remotas. São elas: derivações direitas V3R e V4R (posicionadas de maneira simétrica a V3 e V4, no hemitórax direito), para melhor visualização do VD, e derivações esquerdas V7, V8 e V9, posicionadas na linha axilar posterior, linha escapular e região paravertebral, respectivamente, para avaliação de regiões mais posteriores da parede lateral (Figuras 12 e 13).

Ao estruturarmos nosso raciocínio com base em um modelo anatômico do coração composto por 4 zonas principais (parede anterior, lateral e inferior do VE, além da parede livre do direito), e sobrepondo essas áreas com a anatomia da circulação coronária, podemos correlacionar a parede acometida pela isquemia (identificada pela presença do supra ST no ECG) com a artéria obstruída. A coronária direita, por exemplo, supre a irrigação do VD e da parede inferior do VE, em 90% dos casos (devido à dominância da CD sobre a artéria circunflexa), de maneira que sua obstrução se manifesta como um supra nas derivações inferiores (Figura 14). Diante dessa alteração eletrocardiográfica, devemos então avaliar ativamente a possibilidade

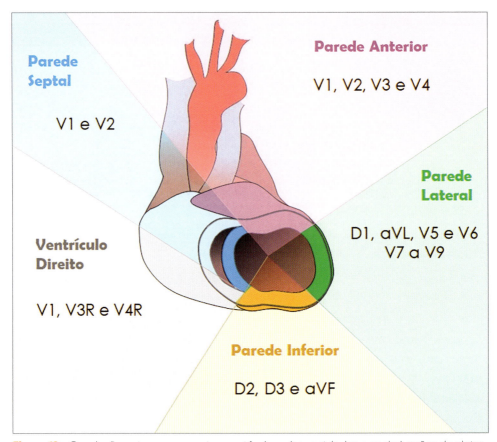

Figura 12 Correlação entre os segmentos anatômicos dos ventrículos e as derivações do eletrocardiograma.

Localização topográfica das manifestações isquêmicas ao ECG	
Parede	Derivação
Anterosseptal	V1, V2 e V3
Anterior	V1, V2, V3 e V4
Anterolateral	V4, V5, V6, D1 e aVL
Anterior localizada	V3 e V4 ou V3 a V5
Anterior extensa	V1 a V6, D1 e aVL
Lateral	D1, aVL, V5 e V6
Lateral alta	D1 e aVL
Inferior	D2, D3 e aVF
Ventrículo direito	V1, V3R e V4R

(continua)

(continuação)

Correlação topográfica pela ressonância magnética	
Parede	Derivação
Septal	V1 e V2
Anteroapical	V1 e V2 até V3-V6
Anterior média	D1 e aVL / V2 e V3
Lateral	D1, aVL, V5-V6
Inferior	D2, D3 e aVF

Figura 13 Duas formas de classificação topográfica de manifestações isquêmicas ao eletrocardiograma, em estudos que as correlacionaram com achados de ressonância magnética. Primeiro, classificação clássica modificada com base no estudo que propôs o desuso da denominação de parede posterior a partir da análise de imagens de ressonância cardíaca em pacientes com ondas R proeminentes em derivações precordiais direitas. Em seguida, classificação baseada no estudo que analisou as imagens de ressonância cardíaca em pacientes com miocardite aguda manifestada com supradesnivelamento do segmento ST ao eletrocardiograma.

de acometimento do VD, no caso de uma eventual obstrução mais proximal da CD, utilizando as derivações V3R e V4R.

No caso de envolvimento dessas derivações, praticamente certificamos a coronária direita como culpada, já que a artéria circunflexa dificilmente é responsável pela irrigação do VD. Além disso, pode estar presente um infradesnivelamento de ST nas derivações laterais esquerdas D1 e aVL (imagem em espelho), maior em aVL por sua posição diametralmente oposta ao VD.

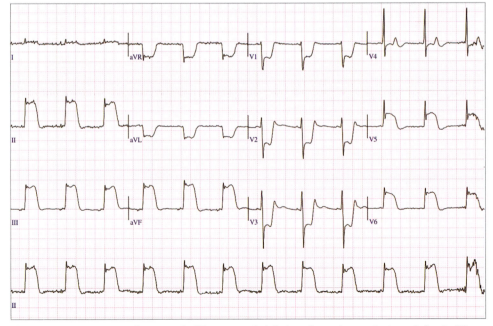

Figura 14 ECG mostrando supra de ST em parede inferior e lateral, associado ao infra de ST nas derivações anteriores (imagem em espelho).

É preciso estar atento também para a possibilidade de extensão do supra de ST, nessas circunstâncias, até as derivações precordiais direitas (V1 a V3, e eventualmente até V4), por sua incidência em parte sobre o VD; nessa situação, observa-se um padrão "decrescente" da magnitude da elevação de ST em direção aos eletrodos esquerdos. Apesar dessa situação excepcional, o supradesnivelamento de ST de V1 a V4 tem mesmo forte correlação com a obstrução da artéria descendente anterior, responsável pela irrigação da parede anterior do VE (Figura 15). Nessa situação é comum o infra ST nas derivações inferiores (imagem em espelho), e podemos localizar o ponto da lesão mais precisamente tomando como referência as derivações laterais D1 e aVL, já que a parede lateral é irrigada em parte pelo ramo diagonal da DA (por vezes oriundo diretamente do TCE, quando recebe o nome de *diagonalis*). Assim, o supra de ST anterior que se estende para D1 e aVL sugere uma obstrução antes do surgimento do ramo diagonal.

Em obstruções mais distais da DA, observamos o acometimento das derivações V2 a V6, e eventualmente também das derivações inferiores D2, D3 e AVF, nos casos em que a DA é longa e ultrapassa o ápice cardíaco, suprindo parte da parede inferior.

A artéria circunflexa é ramo do tronco da coronária esquerda, assim como a DA, e percorre o sulco atrioventricular (AV) emitindo ramos marginais que suprem parte da parede lateral do VE. Da mesma forma que ocorre com o ramo diagonal da DA, a obstrução da circunflexa provoca a isquemia da parede lateral do VE, que se manifesta como supradesnivelamento de ST nas derivações D1 e aVL, e eventualmente também nas precordiais V4 a V6, poupando as derivações V1 a V3 mais voltadas

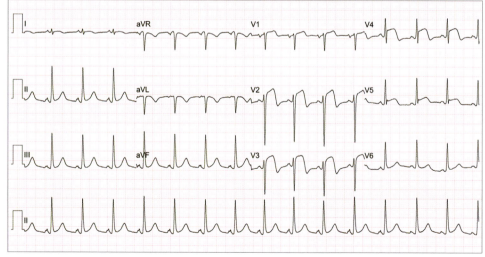

Figura 15 ECG de paciente com obstrução no terço médio da artéria descendente anterior mostrando supra de ST em derivações anteriores que não se estende até as derivações laterais.

para a parede anterior suprida pela DA, que podem inclusive apresentar um infradesnivelamento de ST oriundo da imagem em espelho correspondente aos segmentos mais posteriores da parede lateral, melhor visualizados pelas derivações V7 a V9.

Vale lembrar que a obstrução da artéria circunflexa pode provocar a elevação de ST na parede inferior do VE, na minoria dos casos em que ela é dominante sobre a coronária direita e supre essa região específica. O acometimento concomitante da parede lateral é uma pista que sugere o envolvimento da Cx no infarto inferior, porém, nos casos em que a obstrução é mais distal e poupa a parede lateral, podemos comparar a magnitude do supra nas derivações D2 e D3: um supra maior em D2 do que D3 sugere o envolvimento da artéria circunflexa, já que a derivação D2 está voltada para a esquerda no plano frontal, enquanto D3 está voltada para a direita, de maneira que um supra com maior amplitude em D3 sugere a obstrução vinda da coronária direita.

Por fim, a obstrução do tronco de coronária esquerda leva a uma isquemia difusa do VE, normalmente caracterizada pelo infradesnivelamento de ST nas derivações esquerdas e pelo supradesnivelamento de ST em aVR, derivação que se projeta de maneira oposta ao vetor principal do VE. Outras formas de apresentação, como combinações entre os padrões descritos anteriormente para a obstrução dos ramos do TCE, também são possíveis nesse cenário (Figura 16).

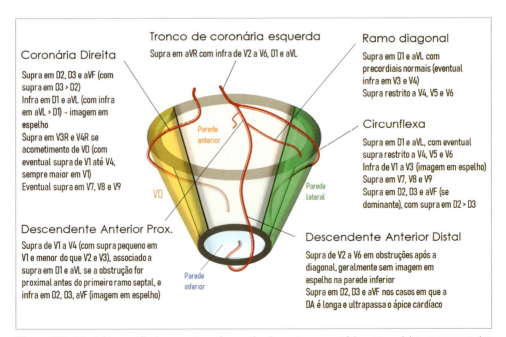

Figura 16 Modelo anatômico mostrando a relação entre as artérias coronárias e as paredes dos ventrículos, bem como as possíveis manifestações eletrocardiográficas da obstrução de cada uma delas.

Novo método para entender o ECG

A presença de BRE é um fator que limita o diagnóstico do supradesnivelamento do segmento ST em um contexto de síndrome coronariana aguda, devido às alterações secundárias da repolarização que caracterizam esse tipo de bloqueio e que mascaram eventuais anormalidades que surjam de maneira dinâmica. Alguns critérios eletrocardiográficos foram desenvolvidos para caracterizar o diagnóstico de IAM na vigência de BRE (Figura 17).

Critérios de Sgarbossa para diagnóstico de IAM com supra ST na vigência de BRE	
5 pontos	1 mm concordante com o QRS em qualquer derivação
3 pontos	1 mm em V1, V2 ou V3
2 pontos	5 mm discordante com o QRS em qualquer derivação
Escore	3 tem S 36% e E 96% para o diagnóstico de IAM na vigência de BRE

Critérios de Sgarbossa modificados por Smith
Supra de ST ≥ 1 mm concordante com o QRS em qualquer derivação
Infra de ST ≥ 1 mm em V1, V2 ou V3
Discordância excessiva: relação infra ST ÷ onda R ou supra ST ÷ onda S ≤ 0,25
Presença de 1 critério: S 91% e E 90% para o diagnóstico de IAM na vigência de BRE

Critérios de Barcelona para diagnóstico de IAM com supra ST na vigência de BRE
Supra de ST ≥ 1 mm concordante com o QRS em qualquer derivação
Infra de ST ≥ 1 mm concordante com o QRS em qualquer derivação
Desvio de ST ≥ 1 mm, discordante do QRS, em qualquer derivação com R ou S ≤ 6 mm
Presença de 1 critério: S 93% e E 94% para o diagnóstico de IAM na vigência de BRE

Figura 17 Critérios eletrocardiográficos para diagnóstico de IAM com supra de ST na vigência de BRE. BRE: bloqueio de ramo esquerdo; IAM: infarto agudo do miocárdio.

EVOLUÇÃO TEMPORAL DO SUPRADESNIVELAMENTO DE ST ISQUÊMICO

Alguns aspectos eletrocardiográficos permitem presumir o tempo de evolução da isquemia miocárdica no cenário do IAM com supra de ST. A alteração mais precoce, que precede até mesmo o surgimento da elevação do segmento ST, é o "apiculamento da onda T" (chamada de onda T hiperaguda), que se torna simétrica e pontiaguda dentro dos primeiros 30 minutos do processo patológico do infarto. Ela é seguida pelo supradesnivelamento de ST propriamente dito, com as características morfológicas descritas anteriormente, associado à redução da amplitude da onda R que dá lugar ao surgimento das ondas Q patológicas a partir de 6 horas do início do evento. Após as primeiras 24 horas há redução da amplitude do supra ST com tendência à normalização, exceto nos casos de persistência dessa alteração relacionados às alterações da contratilidade da parede acometida; nessa fase também é observada a inversão das ondas T, alteração que pode regredir dentro da primeira semana evolutiva ou persistir indefinidamente a partir daí.

OUTRAS MANIFESTAÇÕES ELETROCARDIOGRÁFICAS DE ISQUEMIA

O supra de ST sem dúvida é a alteração mais "temida" no cenário da síndrome coronariana aguda, por sua relação com a oclusão total da artéria coronária e consequente maior potencial de gravidade do quadro. Entretanto, existem outras alterações que também se correlacionam com isquemia miocárdica e que podem sinalizar um quadro de síndrome coronariana aguda.

O infradesnivelamento do segmento ST é uma manifestação clássica de isquemia miocárdica que acomete preferencialmente a camada subendocárdica, e que portanto se relaciona a obstruções parciais da luz da artéria coronária. Ao contrário da elevação do segmento ST, seu infradesnivelamento não permite a localização precisa do território acometido nem da artéria culpada pela isquemia, mas a magnitude do infra e o número de derivações envolvidas permitem presumir a gravidade do quadro (Figura 18).

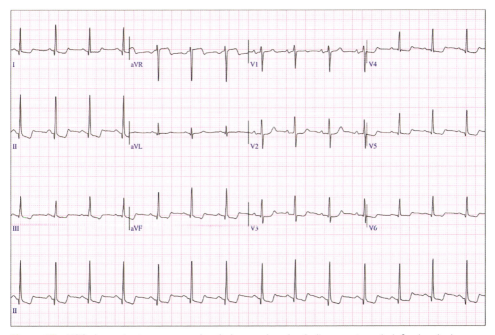

Figura 18 ECG de paciente com quadro de isquemia miocárdica mostrando infradesnivelamento do segmento ST em múltiplas derivações, com morfologia descendente.

A inversão da onda T que ocorre de maneira isolada é um sinal pouco específico para a presença de isquemia miocárdica, mas que pode ter valor diagnóstico diante de um quadro clínico sugestivo e quando oscila de maneira dinâmica, ou seja, reverte sua polaridade durante a avaliação do paciente.

As áreas eletricamente inativas também sugerem a presença de doença coronária com infarto prévio, entre os diagnósticos diferenciais, já que são produto da substituição do tecido miocárdico por fibrose, fazendo com que a região afetada perca sua capacidade de geração de potenciais elétricos, situação observada em diversas patologias que provocam agressão ao tecido cardíaco, levando a necrose e à formação de tecido cicatricial.

Os eletrodos adjacentes à área inerte captam os potenciais vindos das regiões diametralmente opostas a ela, em um fenômeno semelhante à imagem em espelho discutida no supra de ST. Assim, as ondas R do tecido saudável localizado a distância são captadas como ondas Q nas derivações antagônicas, característica que sugere o diagnóstico eletrocardiográfico de área inativa. Entretanto, vimos que as ondas q iniciais fazem parte dos achados de um ECG normal, sendo expressão da ativação do septo interventricular. Dessa maneira, para caracterização da área eletricamente inativa, devemos buscar os aspectos que definem uma onda Q patológica: duração igual ou maior que 40 ms, associada ou não a uma amplitude que supere 1/4 da voltagem do QRS, ou associada à redução/ausência de onda R onde ela deveria estar presente.

Assim como o supra ST, as ondas Q patológicas devem estar presentes em ao menos duas derivações contíguas e delimitam a parede eletricamente inativa segundo as mesmas regras de localização do infarto (Figura 19).

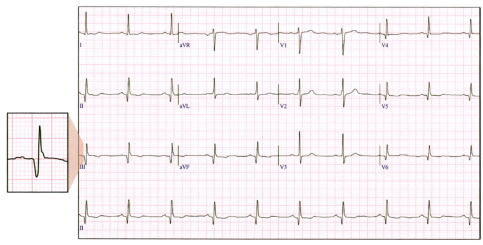

Figura 19 ECG com área eletricamente inativa em parede inferior, estendendo-se até derivações laterais. Observe no aumento os detalhes da onda Q patológica, com duração e amplitude aumentadas.

Em algumas doenças agudas que cursam com injúria miocárdica e elevação do segmento ST no ECG, o diagnóstico diferencial com o IAM pode ser ainda mais desafiador se comparado ao das síndromes da onda J. Discutiremos seus detalhes a seguir.

PERICARDITE

Apesar de o pericárdio ser eletricamente inerte, a inflamação dessa membrana pode se estender à camada epicárdica do coração por contiguidade, gerando manifestações eletrocardiográficas que se assemelham à corrente de lesão vista no infarto. Se somarmos isso ao fato de que a pericardite quase sempre se manifesta com o sintoma de dor torácica, a dificuldade de distinguir as duas síndromes torna-se ainda maior. Entretanto, além dos detalhes que envolvem o quadro clínico típico dessa doença, alguns aspectos no eletrocardiograma permitem diferenciá-la do IAM.

O supradesnivelamento do segmento ST na pericardite acomete a maioria das derivações, já que o processo inflamatório difuso não se restringe ao território de uma artéria coronária específica, e apresenta a morfologia côncava semelhante à encontrada na repolarização precoce, a qual normalmente apresenta relação entre a magnitude da depressão de ST sobre a amplitude da onda R na derivação V6 menor do que 0,25, enquanto na pericardite geralmente a relação supera esse valor de corte.

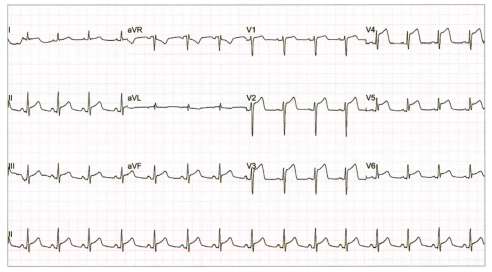

Figura 20 ECG de paciente com pericardite mostrando supradesnivelamento do segmento ST difuso, associado ao infradesnivelamento do segmento PR.

Além disso, é comum observarmos a depressão do segmento ST na derivação aVR, por sua posição oposta em relação ao eixo elétrico cardíaco, assim como a depressão do segmento PR, muito característica da pericardite, que surge devido ao envolvimento inflamatório dos átrios (Figura 20).

CARDIOMIOPATIA DE TAKOTSUBO

A cardiomiopatia de Takotsubo é um distúrbio transitório da contração cardíaca, mais prevalente em mulheres, caracterizado pela hipocinesia dos segmentos médios e apicais do VE e hipercinesia compensatória das regiões basais, fazendo com que o coração adquira uma conformação típica nas imagens dinâmicas ("balonismo apical"), com formato de uma armadilha para polvos típica do oriente (*Takotsubo*, em japonês). Por sua relação com o efeito cardiotóxico de catecolaminas liberadas na vigência de episódios de estresse emocional ou físico, também é chamada de "cardiomiopatia de estresse" ou "síndrome do coração partido". Normalmente cursa com quadro de dor torácica e até mesmo elevação de marcadores de necrose miocárdica, revelando seu componente de injúria do tecido miocárdico.

Manifesta-se ao eletrocardiograma com supradesnivelamento do segmento ST, mais frequente nas derivações anteriores, podendo cursar com depressão do segmento ST em uma minoria dos casos e inversões da onda T, alterações que podem persistir mesmo após a recuperação da função contrátil normal. Essas características fazem com que a cardiomiopatia de Takotsubo acabe sendo um diagnóstico de exclusão na maioria das vezes, depois de descartada a possibilidade de síndrome coronariana aguda pela angiografia coronária (Figura 21).

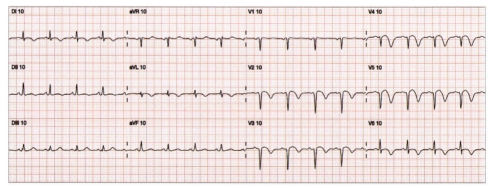

Figura 21 ECG de paciente com cardiomiopatia de Takotsubo mostrando supradesnivelamento do segmento ST nas derivações anteriores, associado à inversão das ondas T. Nesse caso observamos também a presença de área eletricamente inativa nesse território.

As alterações que envolvem o segmento ST sem dúvida são protagonistas no contexto da isquemia miocárdica e das síndromes coronarianas agudas. Entretanto, as anormalidades da onda T são um parâmetro indireto de diversas condições clínicas que muitas vezes têm sua origem em outros órgãos e sistemas, mas que influenciam o potencial de ação das células cardíacas e se manifestam por meio de alterações no eletrocardiograma.

A onda T normal tem sua polaridade relativamente concordante com a dos complexos QRS, já que a repolarização ventricular se inicia nas camadas do coração que se despolarizaram mais tardiamente, e também por conta de diferenças regionais na duração do potencial de ação e consequentemente no tempo de repolarização celular.

A recuperação mais rápida que ocorre nas regiões basais do ventrículo, em função da menor duração do potencial de ação, gera um fluxo de corrente no sentido do ápice, inscrevendo ondas T positivas nas derivações esquerdas. Além disso, a repolarização que normalmente se inicia na camada epicárdica e ocorre mais tardiamente no endocárdio gera um fluxo de corrente no sentido do local de recuperação mais rápida, com a mesma orientação do vetor de ativação transmural, gerando ondas T e complexos QRS com a mesma polaridade.

Em situações nas quais ocorre atraso na despolarização da camada epicárdica (no BRE, pela lentificação na condução do impulso através do VE, e na sobrecarga ventricular esquerda (SVE), pelo aumento na espessura de sua parede), há uma inversão no sentido da repolarização ventricular (que agora se inicia nas células subendocárdicas), levando ao padrão discordante entre complexos QRS e segmento ST/onda T tipicamente observado nessas circunstâncias (com elevação de ST nas derivações precordiais, e padrão *strain* nas derivações laterais). A onda T pode ser seguida de uma onda de baixa amplitude, chamada de onda U, cuja amplitude normalmente não supera 0,1 mV e que tem a mesma polaridade da onda T. O intervalo QT vai do início do complexo QRS ao final da onda T, e representa a duração total do potencial de ação, desde a ativação ventricular até sua completa repolarização.

A concentração sérica de eletrólitos também influencia o potencial de membrana dos miócitos e pode causar alterações da repolarização ventricular. A hipercalemia (elevação no nível sérico de potássio) classicamente provoca alterações morfológicas da onda T, que se torna estreita, simétrica e apiculada, com encurtamento do intervalo QT relacionado à redução da duração do potencial de ação (Figura 22).

A elevação progressiva da concentração de potássio pode induzir o alargamento do complexo QRS e o achatamento da onda P, com grau variados de bloqueio atrioventricular (BAV) ou até mesmo indução de um ritmo de escape juncional.

A hipercalemia severa pode desencadear a assistolia, precedida por um ritmo com padrão morfológico sinusoidal (Figura 23). Já a hipocalemia (redução no nível sérico

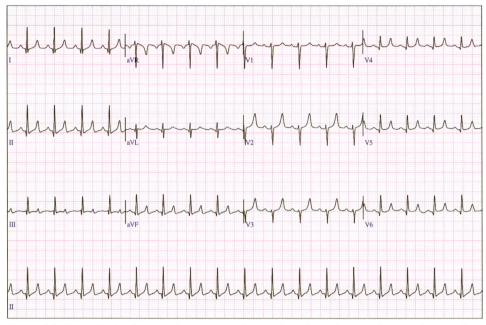

Figura 22 Traçado de eletrocardiograma evidenciando o "apiculamento" da onda T, padrão morfológico encontrado na hipercalemia.

de potássio) cursa com hiperpolarização celular e aumento da duração do potencial de ação, levando ao achatamento das ondas T e aumento da amplitude das ondas U, e também prolongamento do intervalo QT, que predispõe ao surgimento de *torsades de pointes*. A hipocalcemia (redução no nível sérico de cálcio) também provoca aumento na duração do potencial de ação, pelo prolongamento da fase 2 de platô, levando ao aumento do intervalo QT. Sua associação com hipercalemia é frequentemente encontrada na insuficiência renal crônica. Já a hipercalcemia (elevação no nível sérico de cálcio) causa a redução da duração do potencial de ação, pela diminuição da atividade dos canais de cálcio durante a fase 2, provocando o encurtamento do intervalo QT, que ocorre particularmente à custa da redução no intervalo entre o início do complexo QRS e o início da onda T, o qual apresenta elevada especificidade para o diagnóstico de hipercalcemia quando atinge uma duração menor do que 180 ms. A elevação dos níveis séricos de magnésio a ponto de causar alterações eletrocardiográficas expressivas é pouco provável de ocorrer de maneira espontânea, mas pode ser consequência da infusão dessa substância com propósito terapêutico, e está associada a distúrbios da condução intraventricular e AV, que podem culminar com bloqueio atrioventricular total (BAVT).

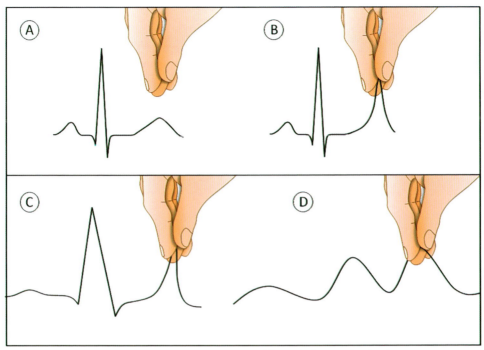

Figura 23 Sequência de alterações eletrocardiográficas da hipercalemia. Com o aumento na concentração sérica de potássio, o ECG normal (A) dá lugar ao apiculamento da onda T (B), seguido do alargamento do complexo QRS e achatamento da onda P (C) e ritmo sinusal degenerando para assistolia (D), como se estivéssemos "esticando" o traçado pela ponta da onda T.

São várias as medicações que podem induzir alterações eletrocardiográficas, particularmente as que agem sobre o funcionamento de canais iônicos. O efeito digitálico é uma alteração clássica do ECG relacionada ao uso da digoxina, marcada pelo infradesnivelamento do segmento ST com formato característico de "colher de pedreiro", associada ou não ao encurtamento do intervalo QT. O termo "intoxicação digitálica" deve ser reservado para os casos em que há alterações clínicas relacionadas à toxicidade pela droga, como náuseas, confusão mental e arritmias, independentemente dos níveis séricos de digoxina ou da presença das alterações eletrocardiográficas típicas.

Drogas antiarrítmicas como a propafenona inibem os canais de sódio e podem causar alargamento do complexo QRS, e outras como amiodarona e sotalol podem causar prolongamento do intervalo QT, assim como antidepressivos tricíclicos e outras drogas psicotrópicas, como antipsicóticos (risperidona, quetiapina), e também antibióticos (azitromicina, claritromicina), entre outros. É importante lembrar que a superdosagem de algum desses agentes e a presença concomitante de distúrbios hidroeletrolíticos podem favorecer o prolongamento do intervalo QT e a precipitação de arritmias como a *torsades de pointes*.

O ELETROCARDIOGRAMA NA AVALIAÇÃO DO INTERVALO QT

Sabe-se que o valor absoluto do intervalo QT, obtido no eletrocardiograma pela medida da distância entre o início do QRS e o final da onda T, nem sempre é fácil de ser quantificado (Figura 24), e é influenciado pelo valor da FC de maneira inversamente proporcional, ou seja, em frequências elevadas há encurtamento desse intervalo, enquanto em frequências baixas há alargamento dele. Dessa maneira, se levarmos em consideração apenas a medida absoluta do intervalo QT, e a compararmos com os valores de referência estabelecidos, poderemos ter uma superestimação ou uma subestimação de seu valor real, conforme a faixa de frequência na qual foi registrado o eletrocardiograma. Assim, deve-se realizar a chamada "correção do intervalo QT pela frequência cardíaca", obtendo-se um valor relativo, mais fidedigno em relação àquele meramente obtido pela medida da distância entre os dois pontos, por levar em consideração o efeito do tamanho do intervalo RR sobre a duração do intervalo QT.

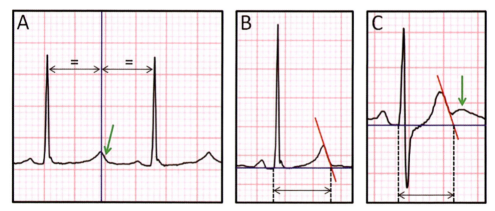

Figura 24 A suspeita de prolongamento do intervalo QT pode surgir ao se visualizar uma onda T que ultrapassa a metade do intervalo RR (A). Para aferição mais precisa do intervalo QT, deve-se traçar uma linha que tangencia a fase descendente da onda T (linha vermelha) e utilizar o ponto em que ela cruza a linha de base (linha azul) como referência para a medida (B). Essa regra é particularmente útil em casos com ondas U proeminentes (C).

Diversas fórmulas se propõem a esse objetivo, com algumas características específicas que as diferenciam. A mais conhecida, de Bazzet (proposta em 1920, a partir da análise realizada em apenas 39 indivíduos), perde acurácia no contexto de bradicardias ou taquicardias, sendo mais apropriada sua utilização na faixa de frequência cardíaca (FC) de 60 a 90 bpm. A fórmula de Fridericia, bem como as equações lineares de Hodges e Framingham, mostraram-se menos suscetíveis às variações na FC.

Em um estudo que comparou o uso das 4 fórmulas no contexto de taquicardia sinusal, o método de Bazzet superestimou o diagnóstico de prolongamento do intervalo QT, identificando-o em 40% dos pacientes, a maioria sem correspondência com as demais fórmulas, e sem aumento de risco de morte em relação aos indivíduos com QTc normal. Além disso, após a análise multivariada, o tercil de valores de QTc mais alto foi um marcador de risco independente para eventos cardiovasculares em todas as 4 equações, mas somente a fórmula de Hodges foi capaz de predizer um gradiente de risco de morte de acordo com o grau de prolongamento do intervalo QT.

Existem situações que tornam a quantificação precisa do intervalo QTc mais difícil, pela influência de outras alterações eletrocardiográficas em sua medida. Na presença de bloqueios de ramo, por exemplo, o alargamento do complexo QRS pode superestimar o valor do intervalo QT, já que este abrange a medida da duração do QRS; um estudo publicado em 2014 propôs uma fórmula para correção nos casos de BRE (QTm = QTb − 0,485 x QRSb, na qual QTm = "QT modificado", que é o valor do QT após o ajuste devido ao BRE, QTb = intervalo QT medido na vigência do bloqueio, e QRSb = intervalo QRS medido na vigência do bloqueio), podendo ser extrapolada para os casos de BRE secundário a estimulação artificial por marca-passo.

No caso do BRD, a superestimação do intervalo QT é menos importante; um estudo publicado em 1973 propõe a subtração de 20 ms do valor do QT medido, como forma de atenuar a influência do bloqueio de ramo em sua medida final. Em pacientes com ritmo de fibrilação atrial (FA), a grande variabilidade na FC torna difícil estabelecer um valor de QT basal para a aplicação das fórmulas de correção, bem como o valor da FC a ser adotado como referência para esse cálculo. Nesses casos, deve-se calcular a média do intervalo QT medido em pelo menos 5 batimentos diferentes, e utilizar o valor de intervalo RR obtido pela média em 10 segundos de registro, para então aplicar uma das fórmulas validadas (Figura 25).

Correção do QT medido (QTm), com base na frequência cardíaca (FC)	
Bazzet	**Framingham**
$QTc = QTm \div \sqrt[2]{FC \div 60}$	$QTc = QTm + 154\,[1 - (60 \div FC)]$
Fridericia	**Hodges**
$QTc = QTm \div \sqrt[3]{FC \div 60}$	$QTc = QTm + [1,75 \times (FC - 60)]$
Fibrilação atrial: aplicar nas fórmulas a média do QT medido em 5 batimentos e a média da FC obtida em 10 batimentos	
Correção QTm no BRE: $QTm = QT_{bloqueio} - (0,485 \times {}_{duração}QRS)$	
Correção QTm no BRD: $QTm = QT_{bloqueio} - 20$	

Figura 25 Principais fórmulas utilizadas para o cálculo do intervalo QT corrigido.

BRD: bloqueio de ramo direito; BRE: bloqueio de ramo esquerdo.

Os valores considerados normais para o QTc variam com o sexo, tolerando-se até o máximo de 450 ms para homens e 470 ms para mulheres; em crianças, o limite superior do da normalidade é de 460 ms, enquanto intervalos menores que 340 ms são considerados como QT curto.

Outro ponto que exige atenção durante a medida do intervalo QT é a variação natural que existe na distância entre o início do complexo QRS e o final da onda T entre as diferentes derivações, que pode chegar a 65 ms. Assim, idealmente devemos quantificar o intervalo QT nas derivações em que ele é mais longo (geralmente V2 e V3). Além disso, é preciso ter cuidado com a sobreposição de outras deflexões do eletrocardiograma à onda T, aumentando sua duração e simulando um prolongamento do intervalo QT (Figura 26). Sua quantificação nas derivações em que a onda U não aparece de forma proeminente (aVR e aVL, por exemplo) é uma alternativa nos casos em que há dúvidas sobre o local exato do término da onda T.

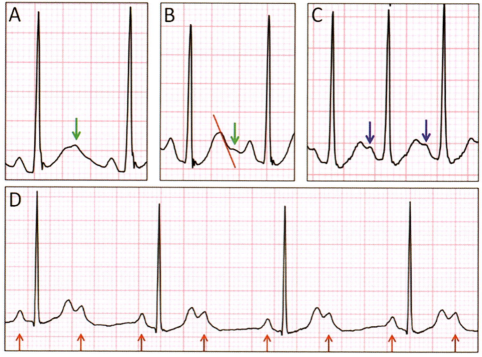

Figura 26 Situações que podem ser confundidas com prolongamento do intervalo QT. Em A, onda U proeminente ao repouso (seta verde), que pode ser reconhecida e distinguida da onda T mais facilmente durante a fase do esforço nesse mesmo exame (B). Durante os períodos de aumento da frequência cardíaca (C), as ondas P (setas azuis) podem se aproximar das ondas T precedentes e até mesmo se sobrepor a elas. Em D, episódio de bloqueio atrioventricular do segundo grau do tipo 2:1, no qual as ondas P bloqueadas se sobrepõem às ondas T.

SÍNDROME DO QT LONGO

A síndrome do QT longo congênita é uma doença genética hereditária caracterizada pelo atraso na repolarização do miocárdio, identificado pelo prolongamento do intervalo QT acima de 480 ms, em indivíduos com coração estruturalmente normal. Essa condição cursa com aumento do risco de arritmias ventriculares, com ênfase na *torsades de pointes*, e consequentemente do risco de síncopes e morte súbita. É menos incomum se comparada a outras síndromes arritmogênicas, como a taquicardia ventricular polimórfica catecolaminérgica (TVPC), com prevalência estimada de cerca de 1 caso a cada 2.500 pessoas. Os genótipos variados dão origem a diversos subtipos da síndrome do QT longo congênita, com maior prevalência dos tipos 1, 2 e 3 (90 a 95% do total).

A expressão fenotípica também é variada: os eventos cardíacos induzidos pela natação e pelo esforço físico estão fortemente associados às mutações *KCNQ1* (SQTL1), ao passo que estímulos auditivos como deflagradores do episódio arrítmico, bem como eventos que ocorrem no período pós-parto, são frequentemente observados em indivíduos com SQTL2, enquanto os episódios que ocorrem durante o período do sono ou ao repouso são mais comuns na SQTL3. Da mesma forma, o padrão eletrocardiográfico da repolarização ventricular pode ser característico do subtipo específico: a SQTL1 está associada a ondas T mais amplas; a SQTL2, a ondas T de baixa amplitude com entalhes ou bifásicas; e a SQTL3, a segmentos isoelétricos longos seguidos de ondas T estreitas (Figura 27). Já a síndrome do QT longo adquirida é caracterizada por um prolongamento do intervalo QT secundário à ação de agentes externos, como medicamentos e distúrbios eletrolíticos, em indivíduos possivelmente predispostos geneticamente. Em ambos os casos, o risco de morte está relacionado com o comprimento do intervalo QTc, sendo notoriamente maior naqueles com valores acima de 500 ms.

SÍNDROME DO QT CURTO

Vimos como algumas patologias adquiridas, particularmente os distúrbios eletrolíticos, podem provocar o encurtamento do intervalo QT abaixo do limite de 360 ms, e em até 2% da população podemos encontrar valores abaixo desse limiar sem correlação com qualquer patologia específica. A síndrome do QT curto é uma canalopatia genética muito rara, com cerca de 200 casos descritos na literatura, associada à redução na duração do intervalo QT, normalmente abaixo de 320 ms (QT corri-

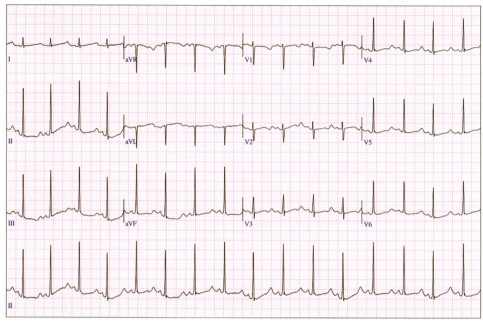

Figura 27 ECG de paciente com síndrome do QT longo congênita. Observe o aumento expressivo no intervalo QT já na quantificação visual subjetiva, com ondas T mais próximas das ondas P do que dos complexos QRS.

gido ≤ 340 ms), com ondas T altas e apiculadas nas derivações precordiais, além da ausência do segmento ST, que confere um aspecto de continuidade entre o complexo QRS e a onda T.

Outra característica eletrocardiográfica típica da síndrome do QT curto é a baixa modulação do intervalo QT pela variação na FC, o que pode dificultar seu diagnóstico na vigência de frequências mais elevadas, de maneira que a mensuração do intervalo QT nesses casos deve ser realizada idealmente em FC entre 50 e 70 bpm. É um diagnóstico de exceção, diante de sua raridade, e deve ser considerado em indivíduos com os achados eletrocardiográficos típicos, após exclusão das diversas possibilidades mais usuais para o encurtamento da repolarização ventricular.

OUTRAS CONDIÇÕES CLÍNICAS QUE ALTERAM A REPOLARIZAÇÃO VENTRICULAR

Algumas doenças clínicas agudas, normalmente encontradas no cenário da emergência, podem induzir alterações eletrocardiográficas que indiretamente favorecem seu diagnóstico. O acidente vascular cerebral, particularmente a hemorragia subaracnóidea, pode cursar com ondas T alargadas e profundas em múltiplas derivações (chamadas de ondas T "cerebrais"), normalmente associadas ao prolongamento do intervalo QT. A exacerbação do estímulo simpático mediada pelo hipotálamo, levando à lesão de miócitos, pode estar relacionada ao surgimento dessas alterações eletrocardiográficas. Eventualmente pode ser observada até mesmo elevação do segmento ST nesses casos, assim como no tromboembolismo pulmonar, que pode levar à injúria miocárdica pela repercussão hemodinâmica e mecanismo de sobrecarga pressórica. Um sinal eletrocardiográfico clássico nessa situação é presença do padrão S1Q3T3 (onda S em D1 e onda Q associada à inversão da onda T em D3), que, apesar de presente na minoria dos casos, é relativamente específico e deve ser lembrado diante de um quadro clínico sugestivo.

SEÇÃO 4
Sequência de etapas na análise do ECG

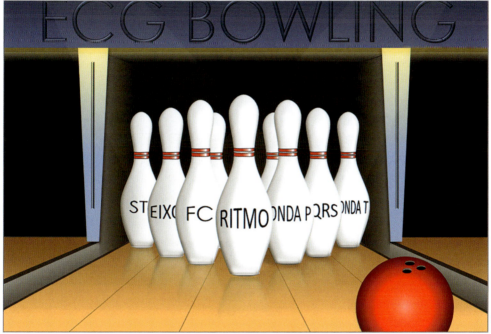

Figura 1 A análise sistemática do ECG, observando uma sequência preestabelecida das principais variáveis, é fundamental para evitar a perda de informações relevantes e uniformizar a comunicação entre os profissionais.

Mesmo após compreendermos os mecanismos eletrofisiológicos que dão origem ao traçado do eletrocardiograma e dominarmos suas principais características e alterações, é importante sempre sistematizar a análise do exame para que nenhum detalhe passe despercebido. A observação das diversas variáveis do ECG de maneira aleatória aumenta a probabilidade de negligenciarmos algum ponto específico, ainda mais quando ela é realizada de forma apressada ou quando alguma alteração concentra toda a nossa atenção de imediato. Ao realizarmos a análise do eletrocardiograma respeitando uma sequência lógica preestabelecida, minimizamos as chances de não enxergar seus detalhes ou até mesmo alterações gritantes, mas que de outra forma poderiam não ser notadas. Aqui vale a máxima: "Quem não sabe o que procura não reconhece quando encontra".

ESTRUTURANDO A ANÁLISE DO ECG

A análise do eletrocardiograma começa obrigatoriamente pelos dados de identificação do paciente. É importante sempre checar se o traçado pertence ao paciente em questão, pois trocas inadvertidas de exames são relativamente comuns, ainda mais em ambientes conturbados como os de pronto-socorro. Além disso, algumas variáveis podem impactar na interpretação do exame, como o sexo (que influencia o valor de corte do intervalo QT e os critérios de voltagem para sobrecarga ventricular esquerda – SVE –, por exemplo), a idade (considerando as particularidades do ECG na criança e no adolescente) e o biotipo (já que desvios do eixo para a direita são esperados em indivíduos longilíneos, enquanto em brevilíneos o desvio para a esquerda também pode ser normal).

A calibração do aparelho também deve ser checada, pois mudanças na velocidade e no padrão de voltagem do registro podem causar falsas interpretações da FC e da amplitude das ondas do ECG (Figura 2). Alguns aparelhos fornecem medidas automáticas da duração dos intervalos e da amplitude das ondas, que idealmente devem ser conferidas manualmente, devido à possibilidade de serem influenciadas por artefatos e interferências.

Com relação ao traçado do ECG em si, devemos estruturar nossa análise observando uma sequência lógica que contemple todas as etapas da ativação e da repolarização cardíaca. Usualmente iniciamos pela análise do ritmo e pela quantificação da FC, para então prosseguir através da sequência temporal de eventos. A onda P, quando presente, deve ter sua duração e amplitude avaliadas, assim como seu eixo e sua morfologia em diferentes derivações. Na sequência, quantificamos a duração do intervalo PR, para chegarmos ao complexo QRS, que também deve ter sua amplitude, duração e morfologia avaliadas; seu eixo é determinado com base nas derivações do plano frontal, e nas derivações precordiais devemos analisar a progressão das ondas R e S. As características do segmento ST são observadas em seguida, para então analisar a morfologia e a polaridade da onda T, antes de finalmente quantificar a duração do intervalo QT.

A descrição do eletrocardiograma, realizada verbalmente ou por escrito (tanto no preenchimento do prontuário quanto sob a forma de um laudo oficial), também deve seguir uma estruturação semelhante à utilizada na análise do traçado, para facilitar a compreensão por parte dos demais.

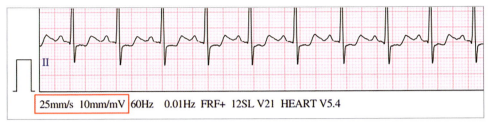

Figura 2 A calibração do aparelho deve ser sempre checada para evitar falsas interpretações da FC e da magnitude das ondas do ECG.

FC: frequência cardíaca.

Devemos ter cuidado também para evitar a sobreposição entre análise e interpretação do traçado, restringindo as impressões pessoais e as correlações clínicas às situações em que forem apropriadas. Por exemplo, a análise de um traçado com supradesnivelamento do segmento ST deve contemplar a descrição de suas características eletrocardiográficas, como magnitude, morfologia, derivações envolvidas e presença de imagem em espelho; já o diagnóstico de infarto agudo do miocárdio (IAM) envolve uma interpretação dessas alterações, e pressupõe a existência de um quadro clínico compatível, podendo ser inapropriada caso não estejamos em contato com o paciente em questão. A forma como transmitimos as informações obtidas no eletrocardiograma é fundamental na comunicação entre profissionais e pode impactar na condução do caso, além de garantir credibilidade e confiabilidade a nossa capacidade de análise desse exame.

SEÇÃO 5
Particularidades do ECG na infância

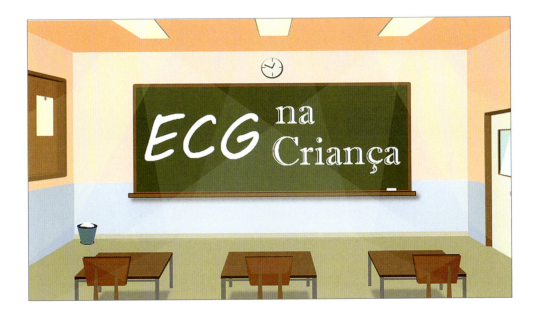

É comum que a análise do ECG realizado em crianças nos desperte algum grau de insegurança, pelo receio de considerarmos normais achados que especificamente nesse grupo tenham significado patológico, ou de valorizarmos como alterados parâmetros que nessa faixa etária deveriam ser considerados normais. Essa preocupação tem certo fundamento, pois diversos parâmetros do ECG apresentam valores de referência na infância que diferem dos limites de normalidade consagrados na interpretação do exame em adultos. Apesar disso, a sistematização da análise do eletrocardiograma é a mesma independentemente da faixa etária do paciente, e devemos ter em mente que qualquer alteração que tenha forte correlação com doença no adulto dificilmente será considerada normal na criança, e vice-versa.

As diferenças entre os grupos etários normalmente são mais tênues e se limitam a parâmetros como o eixo do complexo QRS, a duração do intervalo PR, a polaridade e a morfologia da onda T, e o limite de tolerância de frequência cardíaca (FC) no ritmo sinusal. Por exemplo, o bloqueio de ramo direito (BRD) é um achado considerado anormal independentemente da idade do paciente, porém um desvio do eixo do QRS para a direita está dentro dos limites da normalidade se considerarmos as referências para pacientes pediátricos. Da mesma forma, esse desvio do eixo do QRS, apesar de considerado normal em crianças quando se apresenta de maneira isolada, não as isenta do diagnóstico de sobrecarga ventricular direita (SVD) caso venha acompanhado de outras alterações típicas dessa doença. Essa lógica pode ser aplicada no momento do julgamento crítico de eventuais achados duvidosos no ECG da criança, cujas principais peculiaridades serão descritas a seguir.

RITMO SINUSAL E ARRITMIAS CARDÍACAS

Tanto a bradicardia quanto a taquicardia sinusal podem ser manifestação de diversas patologias, mas o valor de FC que caracteriza esses distúrbios varia conforme a faixa etária. É interessante como uma FC de 140 bpm ao repouso é motivo de preocupação em um adulto, mas é esperada para uma criança de até 3 anos, e o contrário vale para uma frequência de 60 bpm, pois o débito cardíaco na criança é mais dependente da FC em função de sua menor massa miocárdica.

Assim, a avaliação do ECG na criança deve levar em consideração valores de normalidade próprios dessa faixa etária, e atualmente a tabela extraída do estudo de Davignon et al. é usada como referência para essa análise, apesar das críticas que envolvem sua validade na população brasileira (Figura 1).

Outros ritmos que não o sinusal configuram alteração no ECG tanto na criança quanto no adulto, e a relevância clínica de cada subtipo específico também independe da faixa etária. A arritmia sinusal, por exemplo, é frequente na criança e tem caráter benigno, assim como os ritmos atriais ectópicos e juncionais. Os limites superiores de normalidade da duração e amplitude da onda P também são relativamente constantes, e o diagnóstico das sobrecargas atriais segue os padrões morfológicos discutidos no ECG do adulto. Os bloqueios atrioventriculares (BAV) do primeiro e do segundo grau tipo 1 também são frequentes na criança e no adolescente, são relacionados à atividade vagal e geralmente têm curso benigno. O BAV de segundo grau tipo 2 e o bloqueio atrioventricular total (BAVT), assim como no adulto, são alterações patológicas e que têm associação com doença cardíaca estrutural.

O intervalo PR pode ser mais curto na criança, porém, quando associado à presença da onda delta, configura o diagnóstico de pré-excitação ventricular.

	0 a 1 dia	1 a 3 dias	3 a 7 dias	7 a 30 dias	1 a 3 meses	3 a 6 meses	6 a 12 meses	1 a 3 anos	3 a 5 anos	5 a 8 anos	8 a 12 anos	12 a 16 anos
Frequência cardíaca (bpm)	94 a 155	91 a 158	90 a 166	106 a 182	120 a 179	105 a 185	108 a 169	89 a 152	73 a 137	65 a 133	62 a 160	60 a 120
Amplitude da onda P (mV)	0,01 a 0,28	0,03 a 0,28	0,07 a 0,29	0,07 a 0,30	0,07 a 0,26	0,04 a 0,27	0,06 a 0,25	0,07 a 0,25	0,03 a 0,25	0,04 a 0,25	0,03 a 0,25	0,03 a 0,25
Intervalo PR em D2 (segundos)	0,08 a 0,20	0,08 a 0,14	0,07 a 0,15	0,07 a 0,14	0,07 a 0,13	0,07 a 0,15	0,07 a 0,16	0,08 a 0,15	0,08 a 0,16	0,09 a 0,16	0,09 a 0,17	0,09 a 0,18
Duração do QRS (segundos)	0,02 a 0,10	0,02 a 0,07	0,02 a 0,07	0,02 a 0,08	0,02 a 0,08	0,02 a 0,08	0,03 a 0,08	0,03 a 0,08	0,03 a 0,07	0,03 a 0,08	0,04 a 0,09	0,04 a 0,09
Eixo do QRS (graus)	59 a 189	64 a 197	76 a 191	70 a 160	30 a 115	7 a 105	6 a 98	7 a 102	6 a 104	10 a 139	6 a 116	9 a 128

Figura 1 Valores de referência de normalidade para os parâmetros eletrocardiográficos, de acordo com a faixa etária.

EIXO ELÉTRICO CARDÍACO E SOBRECARGA VENTRICULAR

A predominância do ventrículo direito (VD) no momento do nascimento se manifesta no ECG como desvio do eixo para a direita e para a frente, com presença de ondas R altas em V1 (que geralmente não superam 18 mm de amplitude), padrão que se modifica gradualmente dentro do primeiro ano de vida, quando a amplitude da onda R em V6 passa a ser maior que a de V1. A voltagem dos complexos QRS isoladamente tem baixa especificidade para o diagnóstico de SVE em indivíduos menores do que 35 anos, e o ECG tem baixa acurácia para a determinação de SVE em crianças. O aumento da amplitude da onda S em V1 e da onda R em V6 (padrão inverso ao descrito anteriormente) pode ser um indicativo de SVE nessa faixa etária.

ALTERAÇÕES DA REPOLARIZAÇÃO VENTRICULAR

A repolarização ventricular abrange alguns aspectos próprios da criança, como a polaridade e a morfologia das ondas T, além da duração do intervalo QT, que nessa faixa etária admite um valor de corte de 440 ms. As ondas T são positivas nas derivações precordiais direitas até o terceiro dia de vida, adquirindo sua polaridade negativa característica em V1 dentro da primeira semana, que se estende também para as derivações V2 a V4 (chamado de padrão juvenil). A persistência da onda T positiva em V1 é um sinal indicativo de SVD, e sua reversão nas derivações V2 a V4 (adquirindo polaridade positiva) geralmente ocorre até os 14 anos de idade; a partir daí, essa característica pode até configurar uma variante do normal em uma minoria dos casos (chamada de persistência do padrão juvenil), porém é recomendada a investigação complementar.

A morfologia da onda T também pode gerar dúvidas na interpretação do ECG, já que um aspecto achatado e bífido (com duas porções bem demarcadas) pode ser encontrado em crianças e até em adolescentes, sem correlação com doenças cardíacas ou outras anormalidades relevantes.

De modo geral, adultos e crianças compartilham as principais características e também as alterações mais importantes no eletrocardiograma, e a atenção aos detalhes relacionados ao processo de desenvolvimento do sistema cardiovascular na infância permite reconhecer as particularidades do ECG na criança, evitando a confusão entre o normal e o patológico.

SEÇÃO 6
ECG no atleta

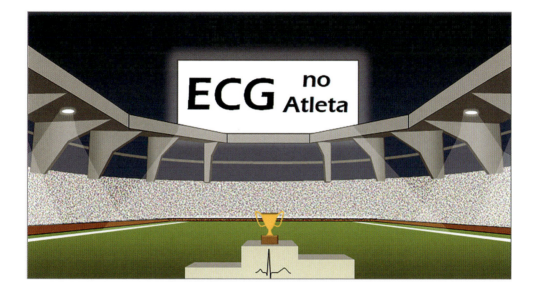

A prática regular de atividade física de alta intensidade provoca mudanças adaptativas no sistema cardiovascular que podem refletir em alterações no eletrocardiograma. Entretanto, nem todas as alterações encontradas no ECG de um atleta estão necessariamente relacionadas à adaptação fisiológica ao exercício, já que esses indivíduos não estão isentos do risco de desenvolver doenças cardíacas que afetam a população em geral. Além disso, cada vez mais tem sido reconhecido o possível efeito deletério da atividade física de alta intensidade sobre o coração, com destaque para o surgimento de arritmias, particularmente a fibrilação atrial (FA). E, apesar de o conceito de "atleta" abranger o envolvimento profissional com determinada modalidade esportiva, a quantidade de pessoas que praticam exercícios em nível competitivo com finalidade recreativa só aumenta, elevando o número de indivíduos expostos tanto às mudanças fisiológicas quanto às patológicas citadas.

ACHADOS ELETROCARDIOGRÁFICOS NORMAIS

Da mesma forma que na população adulta em geral, nem toda as alterações presentes no eletrocardiograma do atleta se correlacionam com doença cardíaca, e podem em parte ser explicadas por mecanismos autonômicos e mudanças estruturais benignas. Os indivíduos que praticam atividade física regular normalmente têm um tônus vagal aumentado, justificando achados como bradicardia sinusal (desde que com frequências acima de 30 bpm) e arritmia sinusal, ritmo atrial ectópico e juncional ao repouso, e bloqueio atrioventricular (BAV) do primeiro e segundo grau tipo 1. Algum grau de hipertrofia ventricular esquerda (HVE) é comum em atletas, normalmente não acompanhada de alterações no volume intracavitário nem de sinais de sobrecarga ventricular.

Nesse contexto, o aumento na voltagem dos complexos QRS é um achado considerado normal, e possui baixa especificidade para o diagnóstico de sobrecarga ventricular esquerda (SVE). Assim como na população adulta em geral, a associação de critérios para sobrecarga (como a presença concomitante do padrão *strain*) torna mais provável esse diagnóstico e deve ser investigada. A inversão da onda T nas derivações anteriores é outro ponto de discussão na literatura, mas o consenso atual é o de que essa é uma alteração benigna em atletas de etnia negra e também em adolescentes. A elevação do segmento ST dentro dos limites estabelecidos de normalidade ou no contexto de repolarização precoce também é um achado normal em atletas, assim como eventuais distúrbios de condução do ramo direito.

ACHADOS ELETROCARDIOGRÁFICOS LIMÍTROFES

Algumas alterações eletrocardiográficas se encontram em uma "zona cinzenta" quando observadas em atletas, pois particularmente nesse grupo elas têm baixa especificidade para a presença de doença cardíaca, apesar de não serem consideradas propriamente benignas. Assim, a recomendação atual é a de que a investigação complementar seja indicada na presença concomitante de pelo menos duas dessas alterações, ou em indivíduos que apresentem alguma delas isoladamente e sejam sintomáticos ou tenham história familiar de doença cardíaca hereditária ou de morte súbita. São elas: bloqueio de ramo direito (BRD), sobrecarga atrial direita ou esquerda, além de desvios do eixo do QRS.

Qualquer outro achado eletrocardiográfico que não se enquadre em algum desses dois grupos é considerado anormal e deve ser investigado, apesar da possibilidade mais remota de estarem relacionados apenas aos efeitos fisiológicos do exercício (Figura 1).

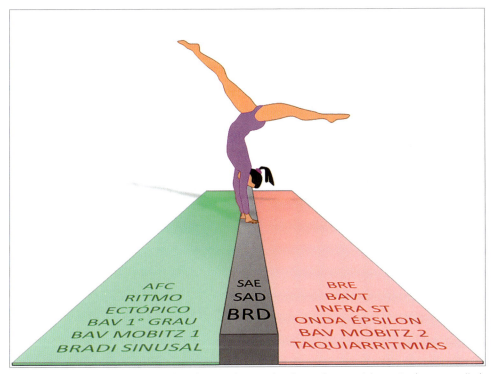

Figura 1 As alterações no ECG do atleta podem ser benignas (em verde) ou não (em vermelho), mas algumas delas são consideradas limítrofes (em cinza) e devem ser interpretadas levando em conta outros aspectos próprios de cada indivíduo.

BAV: bloqueio atrioventricular; BRD: bloqueio de ramo direito; BRE: bloqueio de ramo esquerdo; SAD: sobrecarga atrial direita; SAE: sobrecarga atrial esquerda.

SEÇÃO 7
Conceitos básicos de marca-passo artificial

Manual de Instruções — Marca-passo Artificial

A estimulação cardíaca artificial realizada por um dispositivo eletrônico implantável é a terapia antibradicardia mais eficiente disponível e tem evoluído em todos os seus aspectos desde sua introdução, no ano de 1958. Seus princípios básicos, entretanto, permanecem os mesmos, e o eletrocardiograma é um exame que permite reconhecer não apenas a presença de um ritmo determinado por marca-passo artificial, mas também eventuais disfunções desse dispositivo que podem ter impacto direto no quadro clínico do paciente.

O funcionamento do marca-passo convencional consiste basicamente na emissão de estímulos elétricos a partir de um gerador implantado no tórax do paciente (usualmente no tecido subcutâneo da região subclávia), que chegam ao miocárdio através de cabos introduzidos no sistema venoso que drena para o átrio direito, passando pela valva tricúspide até terem sua extremidade impactada na parede do ventrículo direito (VD) (Figura 1).

Assim, o dispositivo consegue desencadear a despolarização ventricular a partir de um foco localizado na inserção do eletrodo no miocárdio, e esse fenômeno pode ser reconhecido por conta de características eletrocardiográficas próprias, discutidas a seguir.

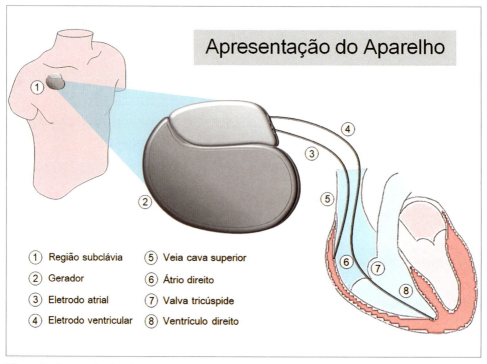

Figura 1 Apresentação do marca-passo.

Modo de Funcionamento

MORFOLOGIA DO COMPLEXO QRS

Uma vez que o estímulo para a ativação dos ventrículos surge em um foco ectópico no ventrículo direito (local habitual de inserção do eletrodo do marca-passo), o complexo QRS adquire o aspecto típico de um batimento de origem ventricular, ou seja, com duração aumentada (pois o estímulo não percorre o sistema de condução e progride lentamente através do miocárdio) e com morfologia de bloqueio de ramo esquerdo – BRE – (já que o VD é ativado antes do esquerdo) – Figura 2. Assim, na vigência da estimulação ventricular pelo marca-passo artificial o paciente passa a apresentar um BRE que não necessariamente existia antes, o que pode trazer consequências clínicas relacionadas à contração não sincronizada dos ventrículos, como sintomas de insuficiência cardíaca (mais frequente em pacientes com comprometimento da função ventricular e redução da fração de ejeção).

Técnicas mais modernas de inserção do eletrodo do marca-passo no sistema de condução cardíaco (chamado de marca-passo hissiano) têm como objetivo evitar a indução da dissicronia dos ventrículos durante a estimulação cardíaca artificial.

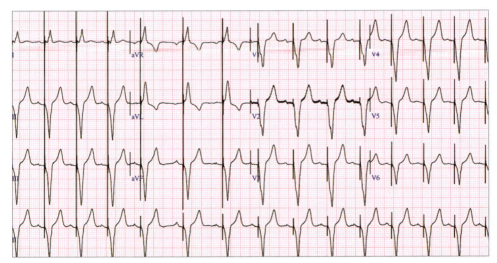

Figura 2 ECG com complexos QRS estimulados por marca-passo artificial; observe a morfologia de BRE típica.

BRE: bloqueio de ramo esquerdo.

Outro ponto importante com relação à morfologia do complexo QRS é a suspeita de complicações quando for observada a presença de um bloqueio de ramo direito (BRD) na vigência de estímulo ventricular pelo marca-passo, sugerindo a ativação inicial do ventrículo esquerdo antes do direito, o que contraria a lógica do posicionamento anatômico normal do eletrodo. Nessas circunstâncias devemos considerar a possibilidade de deslocamento do cabo para a câmara esquerda, mediante a perfuração do septo interventricular, especialmente nos casos de dispositivos temporários utilizados no contexto de emergência. Outra possibilidade é a presença de um eletrodo com implantação epicárdica, ou seja, aderido à parede cardíaca por seu lado externo, técnica utilizada em alguns cenários específicos; a investigação adicional com exame de imagem do tórax pode ser esclarecedora nesses casos (Figura 3).

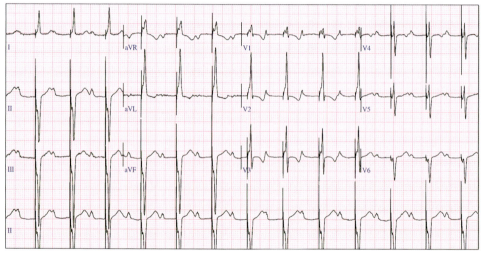

Figura 3 ECG com complexos QRS estimulados por marca-passo artificial, porém adquirindo morfologia de BRD, em paciente com eletrodo epicárdico posicionado na topografia do ventrículo esquerdo.
BRD: bloqueio de ramo direito.

> 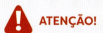 **ATENÇÃO!**
>
> Um batimento estimulado pelo marca-passo com morfologia de BRD sugere que o eletrodo está em contato com o ventrículo esquerdo.

ESPÍCULAS QUE ANTECEDEM OS COMPLEXOS QRS

Para iniciar a despolarização do tecido cardíaco adjacente à ponta do eletrodo, é necessário o disparo de um estímulo elétrico, que é registrado no eletrocardiograma sob a forma de uma espícula, geralmente com o aspecto de uma linha vertical que precede uma onda no ECG. A espícula, entretanto, pode ter amplitude variável, conforme o modo de estimulação, unipolar ou bipolar. No modo unipolar, o circuito se fecha entre a ponta do eletrodo e o gerador do marca-passo, fazendo com que a espícula tenha grande voltagem e seja facilmente reconhecida. No modo de estimulação bipolar, por outro lado, o circuito se completa entre a ponta do eletrodo e um pequeno anel que a circunda, produzindo uma espícula bem pequena que por vezes passa despercebida. O reconhecimento da espícula do marca-passo é essencial para nos certificarmos de que se trata de um ritmo determinado por estimulação artificial (Figura 4).

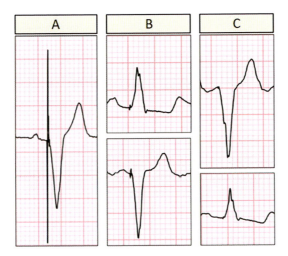

Figura 4 As espículas geradas pelos eletrodos unipolares têm grande amplitude e podem ser facilmente reconhecidas (A); já as que são geradas pelos eletrodos bipolares são bem menores (B), podendo até mesmo não ser visíveis em algumas derivações, conforme o ângulo de projeção entre elas (C).

> 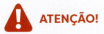 **ATENÇÃO!**
>
> As espículas do marca-passo no modo bipolar são pequenas e nem sempre são visíveis em todas as derivações, podendo passar despercebidas.

MODOS DE ESTIMULAÇÃO

Além de sua função de estimulação, o marca-passo conta com uma função de sensibilidade para detecção dos estímulos próprios do paciente, que possibilita um funcionamento muito mais fisiológico do dispositivo, permitindo, por exemplo, a inibição de sua atividade diante da presença de batimentos espontâneos ou a sincronização do estímulo ventricular com a atividade atrial intrínseca do paciente.

A sensibilidade do aparelho é uma função programável, e deve ser equilibrada a fim de evitar a detecção de interferências (chamadas de ruídos) erroneamente interpretadas como complexos QRS ou ondas P, mas também evitar a perda da captação de atividades elétricas próprias do paciente que passariam a ser ignoradas (Figura 5). O limiar de sensibilidade dos canais ventriculares normalmente é programado em valores de 2,5 a 3 mV, sendo cerca de 10 vezes menos sensíveis do que os canais atriais, que operam com limiares de 0,3 a 0,6 mV, para que possam detectar as ondas P de baixa amplitude.

Os dispositivos de estimulação cardíaca artificial podem ser unicamerais (dispondo de apenas um eletrodo, inserido no átrio ou no ventrículo) ou bicamerais (um eletrodo no átrio e outro no ventrículo, permitindo a sincronização das duas câmaras), conforme a patologia de base do paciente. Por exemplo, em um caso de doença do nó sinusal levando a bradicardia sinusal inapropriada, porém com condução atrioventricular (AV) preservada, um dispositivo com eletrodo único inserido no átrio direito é suficiente para controlar a frequência atrial nos momentos necessários. Já em um paciente com bloqueio atrioventricular total (BAVT), um eletrodo é implantado para detectar a atividade elétrica atrial própria do paciente e um eletrodo ventricular estimulará o ventrículo seguindo o ritmo atrial, sincronizando a contração das duas câmaras. Dis-

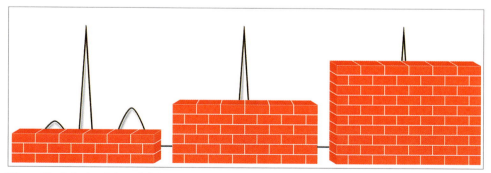

Figura 5 O limiar de sensibilidade do dispositivo é uma função programável e define o quanto do ritmo do paciente o aparelho é capaz de detectar. A analogia com um muro é muito usada na prática, ou seja, quanto menor a sensibilidade, mais alto é o muro, e menos estímulos o marca-passo consegue "enxergar".

positivos com 3 eletrodos (chamados de ressincronizadores) têm um cabo adicional posicionado no ventrículo esquerdo (VE), e são utilizados para corrigir a contração não sincronizada dos ventrículos, em pacientes com insuficiência cardíaca avançada.

Um código de 4 letras tem sido utilizado para descrever o modo de operação do marca-passo, e é baseado na identificação das câmaras estimuladas e/ou sentidas, além da resposta do dispositivo ao estímulo sentido e sua capacidade de modulação da frequência (Figuras 6 e 7).

DISFUNÇÕES DO MARCA-PASSO

As falhas na estimulação ou na sensibilidade do dispositivo estão entre os problemas mais frequentes relacionados ao marca-passo e por isso serão o foco de nossa discussão. De maneira geral, essas falhas podem estar relacionadas à programação do aparelho em si (determinação da energia empregada para gerar a estimulação e dos limiares de sensibilidade para detecção da atividade elétrica intrínseca) ou a problemas envolvendo os eletrodos (fraturas, alterações na condutância e deslocamentos do local de fixação no miocárdio), de maneira que todas essas possibilidades devem ser consideradas diante de um eletrocardiograma revelando alterações na atividade do marca-passo.

A perda de captura ocorre quando o estimulo disparado pelo aparelho é incapaz de gerar uma despolarização no tecido cardíaco, e é reconhecida pela presença de uma espícula que não gera um complexo QRS ou uma onda P. Já as falhas de sensibilidade são divididas em *oversensing* (quando há excesso de sensibilidade) ou *undersensing* (quando há perda de sensibilidade). No *oversensing* o eletrodo detecta ruídos (interferência eletromagnética/artefatos de movimentação) ou eventos que ocorrem em uma câmara adjacente como atividade intrínseca da câmara em que está inserido, e inibe sua atividade, gerando uma pausa no eletrocardiograma onde se esperava encontrar um estímulo gerado pelo marca-passo, ou leva à estimulação da câmara seguinte, a depender do modo de estimulação programado (Figura 8).

Já no *undersensing* o aparelho ignora eventos que deveriam ser sentidos (complexos QRS ou ondas P), deixando de estimular a câmara seguinte (Figura 9) ou disparando estímulos em momentos em que se esperava sua inibição (Figura 10). É preciso ter atenção para não confundir o fenômeno de fusão/pseudofusão com episódios de *undersensing* ventricular.

Quando a frequência determinada pelo marca-passo é muito próxima da frequência cardíaca (FC) própria do paciente, os estímulos do dispositivo podem eventualmen-

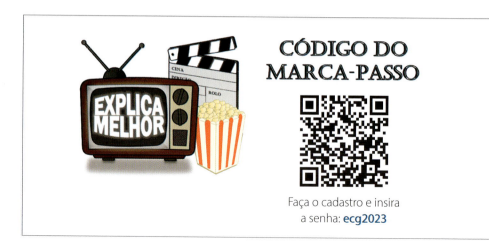

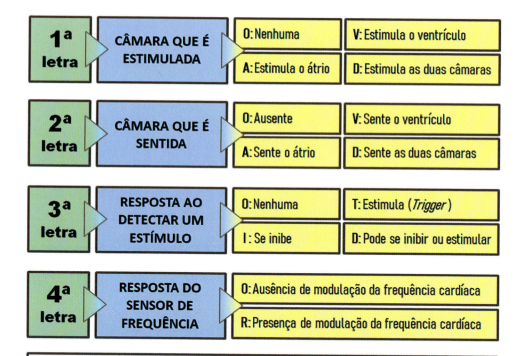

Figura 6 Código de letras utilizado para descrever o modo de operação do marca-passo artificial.

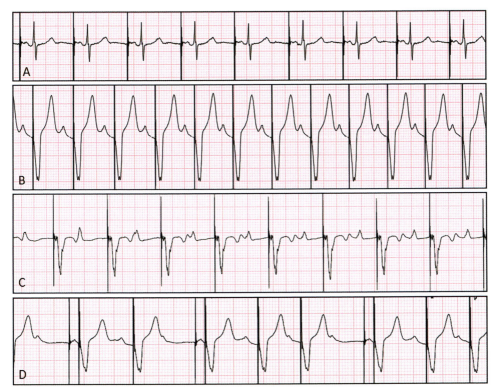

Figura 7 Exemplos de ritmo de marca-passo em diferentes modos de estimulação. A: espículas precedendo as ondas P e condução atrioventricular espontânea (modo AAI). B: ondas P sinusais que são sentidas pelo dispositivo e geram estímulos para os complexos QRS (modo VAT). C: complexos QRS estimulados por marca-passo e ondas P sinusais, porém sem relação entre eles (dissociação atrioventricular – modo VVI). D: batimentos com espículas atrial e ventricular (modo DDD), alternando com batimentos em modo VAT.

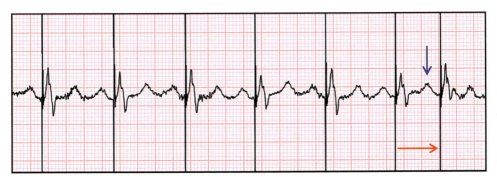

Figura 8 Traçado com episódio de *oversensing* atrial. Observe que houve uma antecipação do estímulo ventricular pelo marca-passo (seta vermelha), porém sem a presença de uma onda P que houvesse desencadeado esse estímulo (seta azul – onda T sem deformidades que sugiram a presença de uma onda P). Os artefatos de movimentação vistos na linha de base podem ter provocado a sensibilidade excessiva.

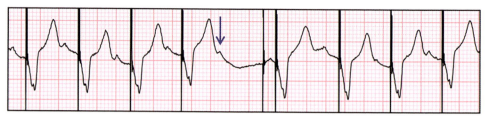

Figura 9 Traçado com episódio de *undersensing* atrial. Observe que a onda P destacada pela seta azul não induziu o estímulo ventricular, ao contrário do que acontece nos outros batimentos da sequência, gerando uma pausa que levou a um batimento com modo de estimulação dupla câmara.

te coincidir com as despolarizações intrínsecas, gerando complexos QRS híbridos, que misturam características dos batimentos espontâneos com a dos estimulados, sendo chamados de batimentos de fusão. Em outros casos, embora uma espícula esteja sobreposta ao complexo QRS intrínseco, o marca-passo não contribuiu para sua formação, situação reconhecida pela morfologia similar desses complexos QRS com os dos batimentos não estimulados, sendo denominada pseudofusão (Figura 11). Nessas situações, não houve tempo suficiente para que o batimento espontâneo fosse reconhecido pelo dispositivo, já que este necessita de uma massa crítica de miocárdio despolarizado para que seja capaz de detectar essa ativação, não configurando assim o *undersensing*. Ambas são condições benignas associadas à estimulação cardíaca artificial, não configurando uma disfunção do dispositivo ou uma falha de programação, entretanto podem ser confundidas com *undersensing* ventricular ou perda de captura, situações anormais que fornecem risco ao paciente, e que por sua vez também podem ser erroneamente interpretadas como pseudofusão, passando despercebidas.

 ATENÇÃO!

É preciso ter cuidado para não confundir os batimentos de fusão e pseudofusão com episódios de *undersensing* ventricular; uma quantidade suficiente de miocárdio precisa ser ativada para que o aparelho consiga detectá-la e possa inibir sua atividade, antes de disparar uma espícula.

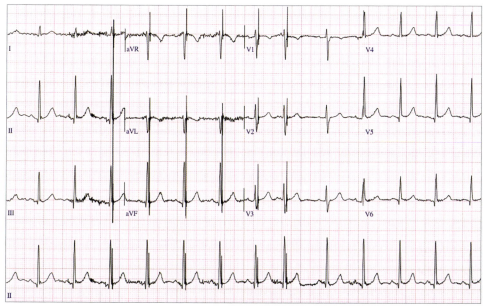

Figura 10 Traçado com episódio de *undersensing* ventricular. Observe que as espículas são disparadas após os complexos QRS, que não foram detectados pelo aparelho e por isso não provocaram sua inibição.

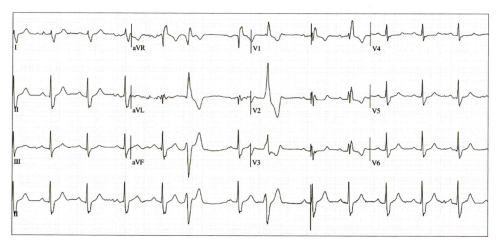

Figura 11 Eletrocardiograma mostrando um exemplo de pseudofusão: o batimento precedido por uma espícula tem sua morfologia inalterada em relação aos demais batimentos sinusais, sugerindo que o estímulo do marca-passo não despolarizou o ventrículo, pois este já havia iniciado sua despolarização por meio da condução AV espontânea.

AV: atrioventricular.

Referências

2015 ESC Guidelines for the management of patients with ventricular arrhythmias and the prevention of sudden cardiac death. Task Force for the Management of Patients with Ventricular Arrhythmias and the Prevention of Sudden Cardiac Death of the European Society of Cardiology (ESC). European Heart Journal. 2015;36:2793-867.

2018 ACC/AHA/HRS Guideline on the evaluation and management of patients with bradycardia and cardiac conduction delay: a report of the American College of Cardiology / American Heart Association Task Force on Clinical Practice Guidelines, and the Heart Rhythm Society. J Am Coll Cardiol. 2019;74(7):932-87.

Batchvarov VN, Malik M, Camm AJ. Incorrect electrode cable connection during electrocardiographic recording. Europace. 2007;9:1081-90.

Birnbaum Y, Nikus K. What should be done with the asymptomatic patient with right bundle branch block? Journal of the American Heart Association. 2020;9:e018987.

Bliek EC. ST elevation: differential diagnosis and caveats. A comprehensive review to help distinguish ST elevation myocardial infarction from nonischemic etiologies of ST elevation. Turk J Emerg Med. 2018 Feb 17;18(1):1-10.

Casale P, Devereux RB, Kligfield P, Eisenberg RR, Miller DH, Chaudary BS, et al. Electrocardiographic detection of left ventricular hypertrophy: development and prospective validation of improved criteria. JJ Am Coll Cardiol. 1985;6(3):572-80.

Enriquez A, Baranchuk A, Briceno D, Saenz L, Garcia F. How to use the 12-lead ECG to predict the site of origin of idiopathic ventricular arrhythmias. Heart Rhythm. 2019 Oct;16(10):1538-1544.

Fragola PV, Autore C, Ruscitti G, Picelli A, Cannata D. Electrocardiographic diagnosis of left ventricular hypertrophy in the presence of left bundle branch block: a wasted effort. Int J Cardio. 1990;28(2):215-21.

Haataja P, Nikus K, Kähönen M, Huhtala H, Nieminen T, Jula A, et al. Prevalence of ventricular conduction blocks in the resting electrocardiogram in a general population: the Health 2000 Survey. Int J Cardiol. 2013;167(5):1953.

Haïssaguerre M, Derval N, Sacher F. Sudden cardiac arrest associated with early repolarization. N Engl J Med. 2008;358:2016-23.

Hayashi M, Denjoy I, Extramiana F, Maltret A, Buisson NR, Lupoglazoff J-M, et al. Incidence and risk factors of arrhythmic events in catecholaminergic polymorphic ventricular tachycardia. Circulation. 2009;119:2426-34.

Kelley GP, Stellingworth MA, Broyles S, Glancy DL. Electrocardiographic findings in 888 patients > or = 90 years of age. Am J Cardiol. 2006;98(11):1512.

Jackman WM, Beckman KJ, MCClelland JH. Treatment of supraventricular tachycardia due to AV nodal reentry by radiofrequency catheter ablation of slow pathway conduction. N Engl J Med. 1992;327:313-8.

Leenhardt A, Denjoy I, Guicheney P. Catecholaminergic polymorphic ventricular tachycardia. Circulation: Arrhythmia and Electrophysiology. 2012;5:1044-52.

Lewalter T, et al. Insight XT study investigators. "First-degree AV block-a benign entity?" Insertable cardiac monitor in patients with 1st-degree AV block reveals presence or progression to higher grade block or bradycardia requiring pacemaker implant. J Interv Card Electrophysiol. 2018 Aug;52(3):303-6.

Mandyam MC, Soliman EZ, Heckbert SR, Vittinghoff E, Marcus GM. Long-term outcomes of left anterior fascicular block in the absence of overt cardiovascular disease JAMA. 2013;309(15):1587.

Mann DL, Zipes DP, Libby P, Bonow RO (eds.); Braunwald E (founding editor and online editor). Braunwald's heart disease: a textbook of cardiovascular medicine., 10.ed. Elsevier/Saunders; 2014.

Marinucci LFB, Chalela WA. Wide QRS tachycardias: the rationale behind electrocardiographic diagnostic criteria. J Cardiac Arrhythmias. 2020 Jul/Sep;33(3):147-55.

Moffa PJ, Ferreira BMA, Sanches PCR, Tobias NMM, Pastore CA, Bellotti G. Bloqueio divisional anteromedial intermitente em paciente com insuficiência coronária. Arq Bras Cardiol. 1997;68(4).

Nyholm BC, Ghouse J, Lee CJ, Rasmussen PV, Pietersen A, Hansen SM, et al. Fascicular heart blocks and risk of adverse cardiovascular outcomes: results from a large primary care population. Heart Rhythm. 2022;19(2):252.

Pérez-Riera AR, Barbosa-Barros R, de Rezende Barbosa MPC, Daminello-Raimundo R, Abreu LC, Nikus K. Left bundle branch block: Epidemiology, etiology, anatomic features, electrovectorcardiography, and classification proposal Ann Noninvasive Electrocardiol. 2019 Mar;24(2):e12572.

Romhilt DW, Bove KE, Norris RJ, Conyers E, Conradi S, Rowlands DT, et al. A critical appraisal of the electrocardiographic criteria for the diagnosis of left ventricular hypertrophy. Circulation. 1969;40(2):185-95.

Romhilt DW, Estes EH. A point-score system for the ECG diagnosis of left ventricular hypertrophy. American Heart Journal. 1968;75(6):752-8.

Samesima N, God EG, Kruse JCL, Leal MG, Pinho C, França FFAC, et al. Diretriz da Sociedade Brasileira de Cardiologia sobre a Análise e Emissão de Laudos Eletrocardiográficos – 2022. Arq Bras Cardiol. 2022;119(4):638-80.

Sokolow M, Lyon TP. The ventricular complex in left ventricular hypertrophy as obtained by unipolar precordial and limb leads. Am Heart J. 1949 Feb;37(2):161-86.

Steurer G, Gursoy S, Frey B, Simonis F, Andries E, Kuck K, et al. The differential diagnosis on the electrocardiogram between ventricular tachycardia and pre-excited tachycardia. Clin Cardiol. 1994;17:306-8.

Tikkanen JT, Huikuri HV. Characteristics of "malignant" vs. "benign" electrocardiographic patterns of early repolarization. J Electrocardiol. 2015;48:390-4.

Zhang L, Liu L, Kowey PR, Fontaine GH. The electrocardiographic manifestations of arrhythmogenic right ventricular dysplasia. Curr Cardiol Rev. 2014;10(3):237-45.

Índice remissivo

A

Aberrância da condução 102, 104
Alterações do segmento ST 147
Análise do eletrocardiograma 178
Arritmias
  cardíacas 62
  sinusais 69
Aspectos gráficos do eletrocardiograma 15
Ativação elétrica cardíaca 6
Ativação
  ventricular 18
  deflagrada 87

B

Bloqueios
  atrioventricular 131
  atrial sinusal 72
  de ramo direito 35, 37
  de ramo esquerdo 40
  divisional anteromedial esquerdo 34
  divisional anterossuperior esquerdo 31
  divisional posteroinferior esquerdo 33
  interatrial 67
  sinoatrial 72
  nas ramificações do sistema de condução 30
Bomba de sódio e potássio 63
Bradicardias 69, 71
Brugada 127

C

Calibração do aparelho 178
Capacidade contrátil do miocárdio 62
Cardiomiopatia
  arritmogênica do ventrículo direito 152
  de Takotsubo 166
  hipertrófica 54
Células marca-passo 66
Complexo QRS 17, 191
  híbrido 198
Contração das câmaras cardíacas 62
Cortes coronal e axial do tórax 6
Critério de Seattle 57

D

Derivações
  de Lewis 121

do eletrocardiograma 2, 8

  plano frontal 9

  plano horizontal 13

  vetores de ativação ventricular 20, 24

  precordiais 178

Derrame pleural e pericárdico 60

Descrição do eletrocardiograma 178

Despolarização

  atrial 66

  do miocárdio 2

  ventricular 28, 189

Diabetes mellitus 70

Dissociação atrioventricular 120

Doença

  hereditária 186

  coronária 80

  do nó sinusal 194

  infiltrativa do miocárdio 60

Drogas antiarrítmicas 84

E

ECG na infância

  alterações da repolarização ventricular 183

  arritmias cardíacas 182

  bloqueios atrioventriculares 182

  eixo elétrico cardíaco 183

  intervalo PR 182

  limites de normalidade 181

  morfologia da onda T 184

  normalidade da duração e amplitude da onda P 182

  parâmetros eletrocardiográficos 183

  ritmo sinusal 182

  sobrecarga ventricular 183

ECG no atleta

  achados eletrocardiográficos limítrofes 186

achados eletrocardiográficos normais 186

doenças cardíacas 185

fibrilação atrial 185

Eixo do QRS 27

Enfisema pulmonar 60

Equações lineares de Hodges e Framingham 170

Estimulação cardíaca artificial 189

Estudo de Brugada 121

Excitabilidade das células cardíacas 62

Extrassístoles 91

  atriais 100

    bloqueadas 104

  ventriculares 107

F

Feixe de

  Bachmann 67

  His 19

Fenômeno de

  Katz-Wachtel 58

  Wenckebach 138

Fibras de Purkinje 19

Fibrilação

  atrial 79

  ventricular 130

Flutter atrial 80, 83

Fórmula de

  Fridericia 170

  Hodges 171

H

Hipertensão arterial pulmonar 56

Hipertrofia ventricular esquerda 186

Hipotireoidismo 60

I

Infarto agudo do miocárdio 148

Insuficiência cardíaca 70

Interpretação do eletrocardiograma 29

Intervalo QT 18, 170, 178

    duração 178

    valor de corte 178

Intervalos PP 70

Intoxicação digitálica 113

L

Limiar de despolarização 63

M

Marca-passo

    artificial 191

    disfunções 195

    hissiano 191

    latentes 73

Mecanismo de reentrada 89

Mensuração do intervalo PR 18

Método de Bazzet 171

Morte súbita 186

N

Nó sinusal 66

    disfunção 73

O

Obesidade 60

Ondas

    P 17, 66, 178

    Q 17

    R' 17

    F 79

    T 17

Oversensing 195

P

Padrão

    juvenil 184

    strain 186

Pericardite 165

Persistência do padrão juvenil 184

Polarização da membrana 63

Posicionamento dos eletrodos 6

Potencial elétrico das células cardíacas 146

Pré-excitação ventricular 94, 182

R

Repolarização

    precoce 153

    ventricular 146, 175

Ressincronizadores 195

Ritmo

    atrial ectópico 73

    idioventricular acelerado (Riva) 129

    sinusal 69

S

Segmentos isoelétricos 18

Sinal de

    Peñaloza-Tranchesi 69

    Sodi-Pallares 69

Síndromes

    coronariana aguda 148

da onda J 149

de Brugada 149, 150

de Wolff-Parkinson-White 96, 128

do QT curto 173

do QT longo 173

Sistemas

de condução 19

de coordenadas aplicado no coração 6

His-Purkinje 74, 128

Sobrecarga

atrial direita 69

atrial esquerda 67

biventricular 58

ventricular direita 56

ventricular esquerda 50

Supradesnivelamento do segmento ST 148

T

Taquicardia

atrial 80, 86

de Mahaim 120

de QRS largo 120

por reentrada atrioventricular 94

por reentrada nodal 91

sinusal 71

supraventricular 98

ventricular 112

polimórfica catecolaminérgica 114

Torsades de pointes 168

Troca de eletrodos 44

U

Undersensing

atrial 198

ventricular 195, 198

V

Vereckei 127

Vetores da ativação elétrica cardíaca 6, 19